37℃ 건강학
저체온을 잡아라

37℃ 건강학 - 저체온을 잡아라

초판 1쇄 2009년 08월 24일
초판 7쇄 2021년 01월 12일

지은이 홍동주
감 수 최혜선
펴낸이 이태규
북디자인 강민정 • **영업마케팅** 이진경 • **전자책** 김진도

발행처 아이프렌드
주소 대전광역시 서구 괴정로 107 연흥빌딩 201호 (괴정동 53-10번지)
전화 042-485-7844   **팩스** 042-367-7844
주문전화 070-7844-4735~7
홈페이지 www.ifriendbook.co.kr
출판등록번호 제 305 호

ⓒ홍동주(저작권자와 맺은 특약에 따라 검인을 생략합니다.)
ISBN 978-89-6204-166-8 (03500)

이 책은 저작권법에 따라 보호받는 저작물이므로 무단 전재와 무단 복제를 금지하며,
이 책 내용의 전부 또는 일부를 이용하려면 반드시 저작권자와 아이프렌드의
서면동의를 받아야 합니다.

• 값은 뒤표지에 있습니다.
• 잘못된 책은 구입처에서 바꾸어 드립니다.

그림으로 재미있고, 알기쉽게 풀이한 체온건강

37℃ 건강학
저체온을 잡아라

글·그림 홍 동 주

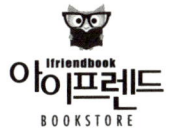

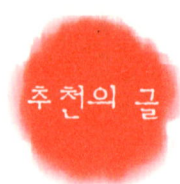

추천의 글

현대인의 불규칙한 생활습관, 마음의 병, 스트레스, 식품오염 등은 모두 인체 내부의 '냉(冷)'으로 직결된다. 한마디로 현대인을 둘러싼 모든 주변 환경이 현대인의 몸을 점점 차갑게 만드는 것이다. 이것을 역으로 생각하면 '냉'을 없앨 경우 현대인을 괴롭히는 체내의 병적인 요인을 모두 치유할 수 있다는 의미가 된다.

이미 알고 있을지도 모르지만 21세기 들어 수많은 사람이 체온 건강에 깊은 관심을 보이고 있다. 그러한 관심에 도움을 주고자 체온과 관련한 책의 필요성을 깊이 인식하고 있던 차에 마침 홍동주 선생님을 만나게 되었다. 덕분에 오랜 경험과 해박한 자연 의학 지식이 담긴 한 권의 책이 나오게 되었다. 이 책에 담긴 쉽고 재미있는 설명과 흥미롭게 곁들인 그림이 독자 여러분에게 분명 많은 도움을 줄 거라고 믿는다.

최혜선

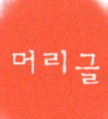

머리글

'저체온'은 우리에게 그리 친숙하지 않은 건강 용어지만, 사실 이것은 모든 질병에 뿌리 깊게 자리 잡고 있는 증상이다. 흔히 여성들은 몸이 냉하고 손발이 차갑다는 말을 많이 한다. 이는 그만큼 그 증상이 널리 퍼져 있다는 의미인데, 그러면서도 그것에 대해 깊이 생각하는 사람은 많지 않다. 다소 의외라고 생각할 수도 있지만 우리가 가볍게 생각하는 저체온은 변비, 복부비만, 무기력을 통한 어깨결림의 원인이다. 심지어 현재 전체 사망률의 25퍼센트를 차지하는 암도 그 원인이 저체온에 있다.

삶의 길고 짧음이야 하늘이 결정할 일이니 어쩔 수 없다고 해도, 최소한 살아 있는 동안은 건강하게 살고 싶은 것이 모든 사람의 바람일 것이다. 하지만 일생을 통해 그 바람을 이루며 살아가는 사람은 거의 없다. 현실적으로 최소한 한 가지 이상의 질병을 안고 살아가는 것이다.

사람이 나이를 먹고 늙어간다는 것은 몸이 서서히 식어간다는 것을 의미한다. 생명력이 사라지는 순간 인체가 싸늘하게 식는다는 것은 누구나 알고 있는 사실이다. 온기, 즉 체온은 곧 살아 있음을 뜻하는 것이다. 사실 우리는 일상생활 속에서 알게 모르게 체온 관리를 하고 있다. 대표적으로 잠을 잘 때 아무리 더워도 배를 꼭 덮고 자는 사람이 있다. 배의 체온을 유지하는 것은 인체의 섭리로 만약 배를 덮고 자지 않으면 아침에 배탈이 나거나 설사를 하게 된다. 이는 뜨거운 장기(臟器)인 장(腸)을 따뜻하게 보호하지 않을 경우 유해균이 번식해 설사를 일으키기 때문이다.

또한 어린 아이들은 뜨거운 탕에 들어가려 하지 않지만, 어른들은 뜨거운 곳에 들어가서 "어, 시원하다"라고 말한다. 이는 저체온과 관계된 일로 어른이 되면서 몸이 식어간다는 것을 보여주는 증거다. 이에 따라 우리 주변에는 대체요법으로 불리는 마사지, 지압침, 뜸, 반신욕, 각탕, 온열식품, 운동, 수치료 등 열에너지를 전달하는 체온 요법이 성행하고 있다. 이러한 요법으로 체온이 상승하면 백혈구가 증가하는 것은 물론 혈액순환이 잘 이뤄지고 면역력이 높아진다. 그런데 아이러니하게도 현대 의학은 조직을 분해하고 외부적 강압으로 체온을 떨어뜨리는 수술이나 항암 치료, 방사선 같은 저체온 요법들을 사용하고 있다. 이로 인해 현대인은 과거 어느 때보다 저체온의 경향이 두드러지게 나타나고 있고 갈수록 더 많은 질병에 노출되고 있다.

중국에서 의학 과정을 거친 후 요양병원에서 수년간 많은 환자를 돌보며 나는 여러 가지 의문을 품게 되었다. 한 번뿐인 인생인데 왜 우리는 건강하게 살다 가지 못하는 것일까? 정말로 암 같은 질병은 재수가 없어서 걸리는 것일까? 그 과정에서 내 관심을 사로잡은 것은 바로 '질병과 체온의 상관관계'였다. 왜냐하면 체온이 모든 질병에 관여한다는 것을 알게 되었기 때문이다.

내가 이 책에서 들려주고자 하는 이야기는 삶을 살되 건강하게 살아가기 위한 하나의 방법이다. 특히 그 방법은 이미 질병으로 고생하고 있는 사람들에게도 분명 도움이 될 거라고 믿는다. 그렇다고 전문적인 의학 용어를 들이대며 머리 아프게 할 생각은 없다. 대다수의 건강서와 달리 이 책은 누구나 상식선에서 이해하고 '아하~!' 라는 말이 나올 만큼 쉽게 풀어 썼다.

무엇보다 건강의 기본이 되는 정상체온을 유지하는 법을 소개해 집에서 간단히 건강의 지킴이로 활약하도록 배려했다. 물론 이것은 병원에서 사용하는 여러 가지 방법 중 하나이다.

건강에 대한 관심이 그 어느 때보다 뜨거운 지금, 그것을 지키는 데 도움을 주도록 배려해 주신 많은 분께 감사드린다. 특히 이 책을 내는 데 도움을 주신 최혜선 님을 비롯해 아이프렌드 출판사의 편집부 직원들께 감사의 말을 전하고 싶다.

저자 홍동주

Part 1
저체온이란?

- ◐ 추천의 글_4
- ◐ 머리글_5

1) 모든 생명체는 열에너지를 필요로 한다_16
2) 열은 생명의 시작이다_18
3) 저체온이란 무엇인가?_19
4) 우리는 매일 저체온으로 식어간다_21
5) 현대 의학은 저체온을 만들고 체온 의학은 몸을 따뜻하게 한다_22
6) 생명은 열에너지에 의해 탄생한다_23
7) 생명의 선은 곡선이고 죽음의 선은 직선이다_25
8) 현대 의학의 문제점_26
9) 모든 질병은 저체온에서 생긴다_29
10) 우리 몸은 저체온으로 매일 공격을 받는다_30
11) 현대 문명은 저체온 문명이다_31
12) 저체온을 극복하려면 강한 의지가 필요하다_32

Contents

1) 노동시간이 적다_36
2) 운동을 싫어한다_37
3) 너무 많이 먹는다_39
4) 너무 자주 먹는다_40
5) 편식을 한다_41
6) 차가운 음식을 지나치게 많이 먹는다_44
7) 스트레스를 많이 받는다_45
8) 비만_46
9) 주위 환경이 오염되었다_48
10) 음식물의 영향_49
11) 면역력이 약하다_51
12) 수면 부족_52
13) 잠을 많이 잔다_54

몸은 왜 차가워지는 걸까?

Part 2

Part 3

저체온으로 인한 여러가지 질병

1) **소화기질환_58**
   ①만성 소화불량증 ②위, 십이지장궤양 ③급성 위염 ④만성 위염
   ⑤위하수증 ⑥변비 ⑦배탈, 설사 ⑧게실염 ⑨치질 ⑩궤양성 대장염
   ⑪크론씨병 ⑫헛배 ⑬식도열공증

2) **간 질환과 담낭 질환_80**
   ①간염 ②간경화 ③담석증 ④복수

3) **비만_89**

4) **당뇨_97**

5) **심혈관계 질환_107**
   ①협심증 ②저혈압 ③뇌졸중

6) **뼈와 관절에서 생기는 질병_120**
   ①퇴행성관절염 ②류머티즘성 관절염 ③골다공증 ④디스크 ⑤풍치, 치아질환

7) **신장 질환_141**
   ①사구체신염

8) **호흡기 질환_152**
   ①비염 ②천식

9) **암_161**

10) **신경정신과 질환_175**
    ①우울증 ②치매 ③알츠하이머

11) **피부 질환_181**
    ①여드름 ②아토피 ③무좀

12) **갑상선 질환_193**
    ①갑상선 기능 항진증 ②갑상선 기능 저하증

13) **남성 질환_201**
    ①전립선 비대증 ②정력 감퇴

14) **여성 질환_209**
    ①생리통 ②요실금 ③자궁경부 ④폐경기

15) **기타 질환_231**
    ①몸살 ②감기 ③시력 저하

저체온을 치유하는 방법

Part 4

1) 영양으로 저체온 극복하기_241
2) 저체온을 극복하는 일반적인 방법_245

◐ 글을 마치며

Part 1

저체온이란?

· · ·

1) 모든 생명체는 열에너지를 필요로 한다

2) 열은 생명의 시작이다

3) 저체온이란 무엇인가?

4) 우리는 매일 저체온으로 식어간다

5) 현대 의학은 저체온을 만들고 체온 의학은 몸을 따뜻하게 한다

6) 생명은 열에너지에 의해 탄생한다

7) 생명의 선은 곡선이고 죽음의 선은 직선이다

8) 현대 의학의 문제점

9) 모든 질병은 저체온에서 생긴다

10) 우리 몸은 저체온으로 매일 공격을 받는다

11) 현대 문명은 저체온 문명이다

12) 저체온을 극복하려면 강한 의지가 필요하다

Part 1

저체온(Hypothermia)이란?

당신의 정확한 체온을 알고 있는가? 지금 당신의 몸이 아주 조금씩 식어가고 있다면? 건강한 것 같은데 어딘가 쑤시고 통증이 있고 기운이 없다면? 그것은 당신의 몸이 점점 식고 있다는 증거이다.

1) 모든 생명체는 열에너지를 필요로 한다

저체온의 정의는 우주에서부터 시작된다. 그 이유는 지구의 존속이 태양열에 달려 있기 때문이다. 태양이 조금만 앞에 있어도 지구는 불덩어리가 되고 조금만 멀어져도 얼음덩어리로 변해 버리고 만다. 지구와 마찬가지로 지구에서 살아가는 모든 생물체는 태양열(빛)의 영향을 받으며 동시에 고유의 체온을 갖고 있다. 심지어 변온동물이나 항온동물도 자신의 생명을 유지하기 위한 체온을 발산한다. 체온이 있다는 것은 몸의 세포가 움직이고 있다는 증거이며, 세포가 생명력을 다하면 체온도 식어버린다. 생명체가 수명을 다하면서 더 이상의 체온이 필요 없기 때문이다.

 소우주라 불리는 인체는 체온을 정상적으로 유지해야 건강하게 살아갈 수 있다. 설사 식물인간이 되었거나 숨을 거두기 일보 직전일지라도 세포가 움직인다면 이는 살아 있는 것이다. 문제는 우리의 체온이 과거보다 현저하게 떨어져 있다는 점이다. 우리의 조상들은 37℃의 체온을 유지하며 살았지만, 오늘날 우리의 체온은 36.5℃도 간신히 유지하고 있다. 심지어 35℃로 저체온증을 보이는 사람도 꽤 많다.

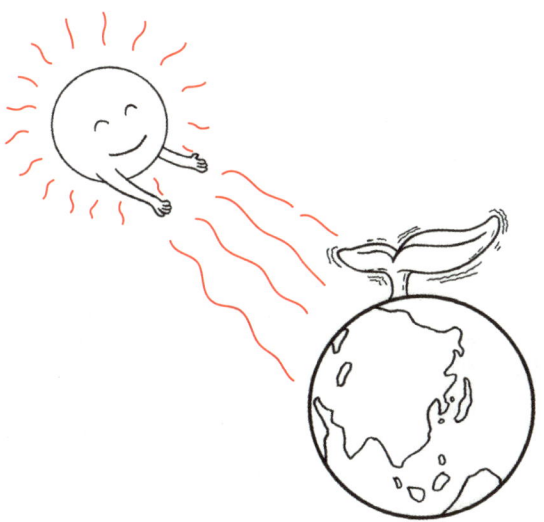

[그림1] 태양의 열에너지에 의존하며 살아가는 지구의 생명체

2) 열은 생명의 시작이다

한자로 열(熱)과 자연(自然)은 모두 불을 지피는 장작 4개의 모양으로 형성되어 있다. 자연의 기초는 '불'이며 이것은 열에너지를 의미한다. 대지의 기운은 자연이라는 열로부터 시작되는데, 겨울에 얼어붙은 땅을 녹이며 자연의 기운을 받은 아지랑이가 봄의 전령사 노릇을 하는 것은 이 때문이다. 봄이 되어 대지의 기운을 받으면 잠자던 모든 생명체가 눈을 뜨고 싹을 틔운다. 이때 생명체는 평소보다 8배의 에너지를 필요로 하며 이것을 제공하는 것이 바로 자연의 열에너지이다.

인체 역시 자연으로부터 받은 열로 활동을 개시해 씨앗을 뿌리고 자연의 열을 활용한다. 그러므로 당신이 만약 저체온이라면 만물이 자연으로부터 열에너지를 받아들이듯 차갑고 냉한 세포에 열에너지를 불어넣어야 한다. 심지어 암세포도 따뜻한 기운이 들어가면 그 힘을 잃어버린다. 이때 중요한 것은 자신이 저체온이라는 것을 확실히 인식해야 한다는 점이다.

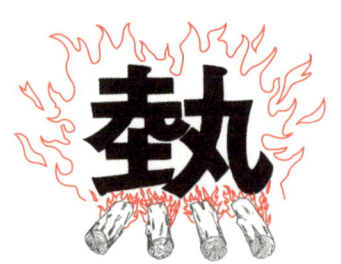 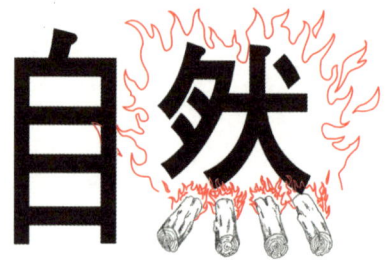

[그림2]

인간에게는 자연치유력이라는 최고의 의사가 있다. 그 자연치유력 중에서도 으뜸은 발열이다.

3) 저체온이란 무엇인가?

이상하게 들릴지도 모르지만 우리 몸은 36.5℃보다 약간 높은 37℃를 유지해야 건강하게 살아갈 수 있다. 그러나 현실적으로는 오히려 36℃에 머물러 있는 사람이 많고 심지어 35℃인 사람도 적지 않다. 혈액순환이 잘되는 사람은 항상 정상체온을 유지한다. 이는 신진대사가 좋은 상태로 세포가 건강하다는 것을 의미한다.

세포를 가만히 들여다보면 정지되어 있는 것이 아니라 활발하게 살아 움직인다는 것을 알 수 있다. 따라서 세포 주위는 늘 깨끗하고 건강하다. 그러나 저체온 상태의 세포는 그렇지 않다. 일단 저체온으로 인해 심장의 혈액순환이 원활하지 않고 신진대사가 많이 떨어지면 세포가 추위를 느끼게 된다. 이 경우 세포의 움직임이 활발하지 못해 세포벽이나 그 주위가 더러워져 있고 많은 이물질이 달라붙어 있다. 이는 추워서 세포가 잘 움직이지 않는다는 뜻이다.

실제로 저체온증을 보이는 사람 중 상당수가 저혈압이나 암, 당뇨, 심장질환을 앓고 있다. 또한 매사에 힘이 없고 게으르며 특별한 병명도 없이 몸이 아프고 쑤시는 증세를 보인다.

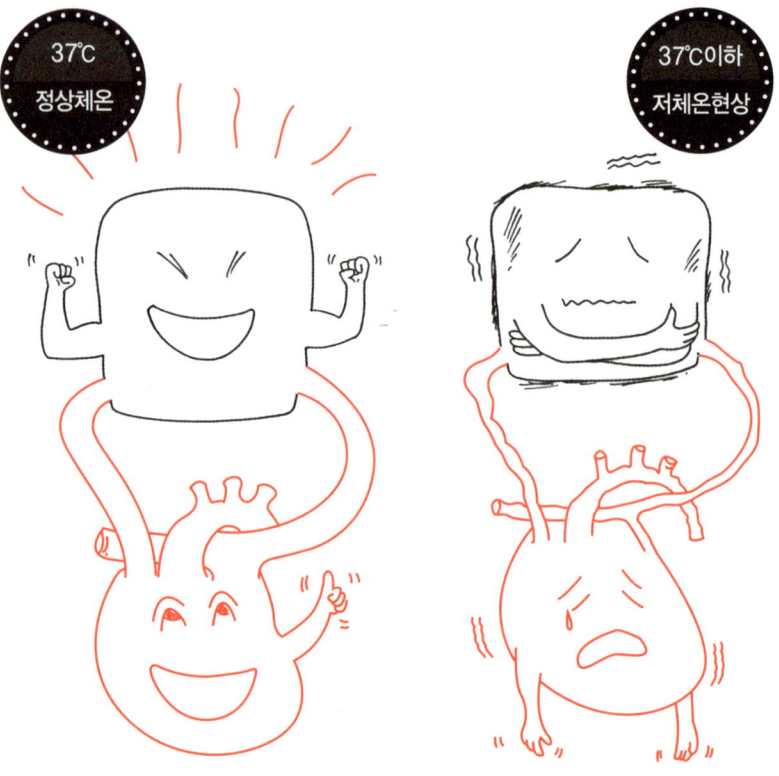

[그림3] 정상체온 & 저체온 현상

저체온 현상은 여러 가지로 나타날 수 있다. 그중 두드러진 현상은 기운이 없어서 삶의 의욕을 잃거나 무기력을 호소하는 것이다. 또한 소화가 잘 되지 않고 게을러진다. 저체온을 극복하려면 본인의 강한 의지와 열정이 무엇보다 중요하다. 더불어 저체온이 되는 이유를 정확히 알고 대처하는 지혜가 필요하다.

4) 우리는 매일 저체온으로 식어간다

열은 뜨거운 것에서 차가운 것으로 흐른다. 이는 자연의 법칙으로 어떠한 열도 가만히 두면 잃거나 식어간다. 열이 식지 않게 하려면 외부에서의 가열이 필요하다. 마찬가지로 우리 몸의 세포도 가만히 두면 식어 가는데 이것이 바로 저체온이다.

세포가 식지 않도록 세포 내 미토콘드리아(발전소)가 계속 가동하게 하려면 외부에서 가열을 해주는 영양소를 끊임없이 공급해야 한다. 다시 말해 하루 세 끼 식사는 세포를 살아 있게 하는 에너지원인 것이다. 물론 가열을 해주는 땔감이 좋은 땔감인지 아니면 불연소가 심한 젖은 땔감이나 오래 되어 지속성이 없는 땔감인지는 개개인의 선택에 달려 있다.

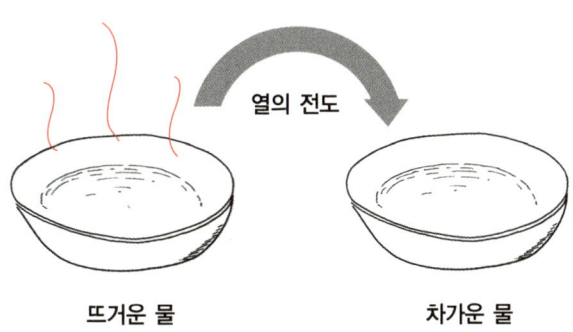

▶ 열은 뜨거운 것에서 차가운 것으로 흐른다. 이에 따라 모든 열은 시간이 지나면서 식어간다.

[그림4] 열의 전도 현상

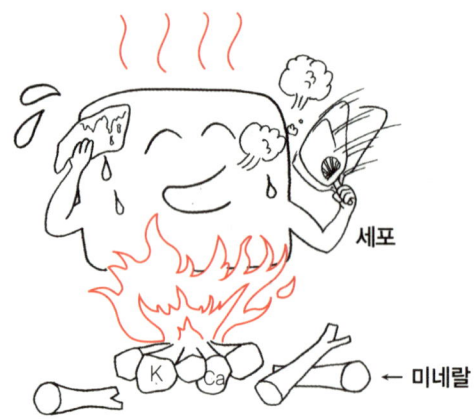

▶ 세포도 인체의 항상성 유지를 위해 주변의 열을 계속 필요로 한다.
이것이 바로 체온이자 건강이다.

[그림5] 세포도 외부에서 영양소를 공급해 주지 않으면 안된다.

5) 현대 의학은 저체온을 만들고 체온 의학은 몸을 따뜻하게 한다

현대 의학에서 행해지는 치료 요법은 모두 몸을 저체온으로 만든다. 방사선은 정상세포를, 항암 요법은 몸 전체를, 그리고 수술 요법은 세포를 절단해 DNA 자체를 원상태로 복구시키지 못할 만큼 파괴하는 것이다. 이 모든 것은 암을 죽이기보다 오히려 암이 더욱 성장하도록 부추기는 행위일 뿐이다.

우리의 조상들은 인간도 자연의 하나라는 인식으로 자연에서 얻은 약초와 식품으로 질병을 치유해왔다. 체온 의학도 그중 하나로 이것은 인체가 가장 안전하게 자연과 하나가 되도록 해준다. 결국 현대 의학은 우리 몸을 저체온으로 향하도록 만들지만, 체온 의학은 우리 몸을 따뜻하게 만드는 상반된 치료를 하는 셈이다.

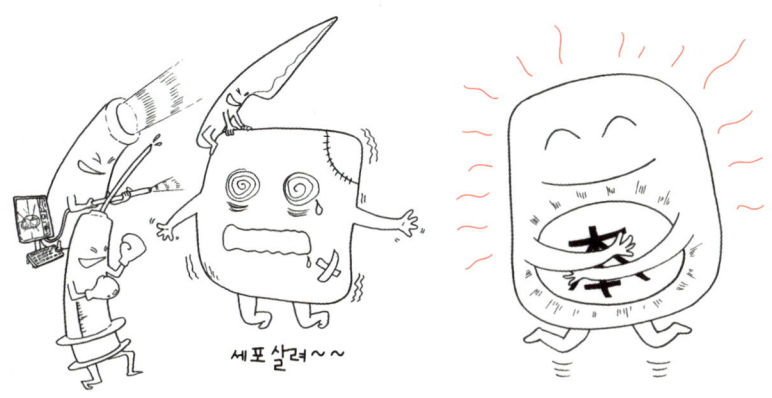

[그림6] 현대 의학은 인체를 저체온으로 만든다.   [그림7] 체온 의학은 몸을 따뜻하게 한다.

6) 생명은 열에너지에 의해 탄생한다

산모가 아기를 낳을 때 지혜로운 우리 조상들은 꼭 아궁이에 불을 지폈다. 여기에는 그럴 만한 이유가 있다. 산모는 태아를 품고 있기 때문에 혼자일 때보다 열 소모량이 많아 몸을 따뜻하게 돌봐야 하는 것이다.

아기가 빠져나오는 산도는 10센티미터밖에 안 되는 거리지만,

아기는 둘레가 33센티미터나 되는 머리를 최대한 수축시키고 몸을 웅크린 자세로 조심스럽게 나와야 한다. 이때 자궁의 근육이 이완되고 혈액순환이 왕성해지면 아기가 쉽게 빠져나올 수 있는데, 이것을 돕기 위해 아궁이에 불을 지펴 산모의 몸을 따뜻하게 해주는 것이다.

만약 산모가 저체온이면 아기가 산도를 쉽게 빠져나오지 못해 산모와 아기가 모두 위험해질 수 있다. 생명의 탄생조차 열에너지의 도움을 받는 셈이다. 출산 후 아기의 체온을 유지하기 위해 따뜻한 이불로 덮어주고 보호하는 것도 같은 이치이다.

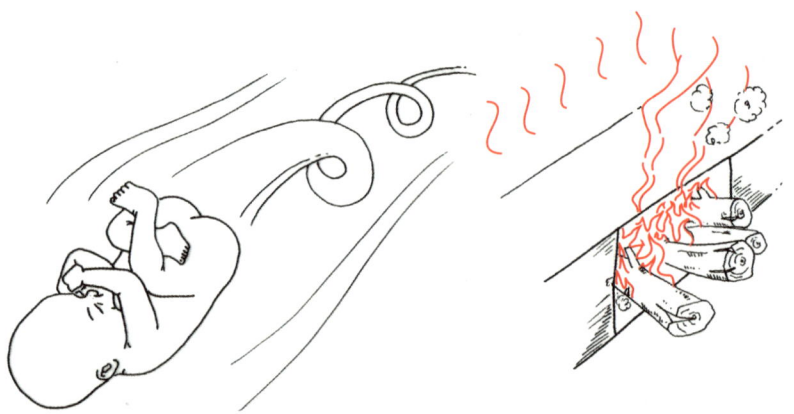

[그림8] 자궁이 따뜻해야 출산이 잘 이루어진다.

7) 생명의 선은 곡선이고 죽음의 선은 직선이다

아기는 산도를 빠져나올 때 일직선으로 내려오는 것이 아니라 자궁과 질에서 시계 방향으로 회전을 하며 나온다. 아기가 아무리 힘을 주어도 일직선으로 나오는 것은 거의 불가능하지만, 회전을 하면 쉽게 나올 수 있다.

생명과 관련된 것은 대개 곡선의 형태를 하고 있다. 정보가 가득한 DNA도 나선형 모양이고 혈관도 부드러운 곡선으로 혈액을 보내야 더욱 강하고 안전하게 에너지를 낼 수 있다. 아지랑이 역시 부드러운 곡선이며 아름다운 넝쿨 나팔꽃도 싹을 틔울 때 곡선을 그리며 딱딱한 땅을 뚫고 나온다. 못도 나사못이 더 강하고 쉽게 빠지지 않는 법이다. 이처럼 에너지의 기본은 곡선이다.

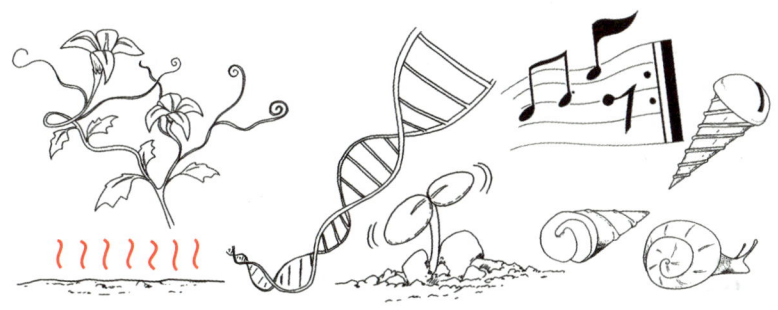

[그림9] 모든 생명체는 나선형이다.

8) 현대 의학의 문제점

　의학의 발달이 인류의 건강 유지에 큰 도움이 되어 왔다는 사실을 부정하는 사람은 거의 없을 것이다. 특히 1928년에 알렉산더 플레밍(Alexander Fleming)이 발견한 페니실린은 의학계 역사에 굵은 획을 긋는 중요한 출발점이 되었다. 당시 세계는 두 가지의 큰 전쟁을 치르고 있었는데, 하나는 세계대전이고 다른 하나는 세균과의 전쟁이었다. 이로 인해 수많은 사람이 전쟁터에서, 그리고 전쟁으로 인한 상처에 침투한 세균으로 인해 죽어갔다. 이때 발견된 페니실린은 세균과의 싸움에서 백전백승을 이끌어냈고, 곧 전 세계의 생명을 지키는 고귀한 공로자로 인정받게 되었다. 하지만 지금은 그것이 남용되어 오히려 부작용을 초래하고 있다.

　사실 항생제는 세균을 죽이기 위해 개발된 것으로 세균 감염을 통제하고 다스리는 데 사용되어 왔다. 지금도 의학계는 항생제를 바이러스나 암 치료용으로 사용하고 있지만, 바이러스나 암은 세균과 차원이 다르다. 시간이 지날수록 바이러스는 항생제에 내성을 갖춰 사멸되기는커녕 반대로 역공격을 하는 것이다. 특히 항생제는 인체를 저체온으로 만든다.

　일단 저체온이 되어 몸이 경직되면, 다시 말해 신진대사가 원활하지 못하면 세포는 감당할 수 없는 스트레스로 떨게 된다. 이에 따라 밥맛이 없어지고 무기력증에 빠져들면서 활동이 어려워진다.

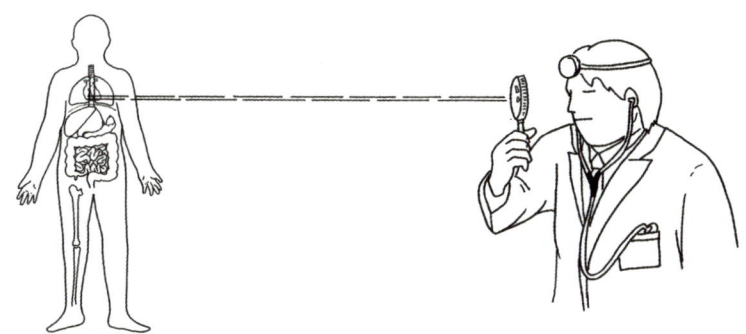

[그림10] 현대 의학 치료법의 문제점

생명이 하나로 연결되어 있음에도 인체를 부분적으로 진료하고 치료한다. 부분적인 치료는 또 다른 질병을 악화시키며 인체를 저체온으로 만든다.

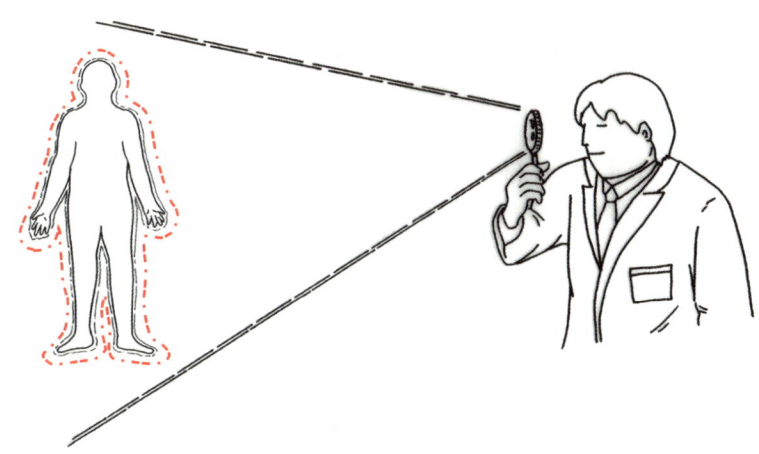

[그림11] 체온 의학으로 돌아가야 한다.

선조들의 치료법은 자연적이고 자가 치료 능력을 키우는 방법이다. 생명을 하나의 따뜻한 인격체로 보았기 때문이다.

인체는 장기마다 이름이 다르긴 하지만 사실 하나로 연결되어 있다. 서로 도와주며 능동적으로 움직이는 것이다. 그러나 현대 의학은 인체의 부분적인 치료에 집중되어 있다. 반면 선조들의 치료법은 생명을 하나의 따뜻한 인격체로 보고 자가 치료 능력을 키우는 데 초점을 두고 있다. 그럼에도 과거에 우리 조상들이 이용했던 체온 의학이 과학적 검증이 없다는 이유로 외면 받고 있는 것은 실로 안타까운 일이다. 물론 체온 의학도 이러한 현실에 툴툴대기만 할 것이 아니라 서둘러 과학적인 검증을 해내야 한다.

그렇다면 현대 의학은 충분히 성숙되어 있는가? 그렇지 않다. 아직 걸음마 단계일 뿐이다. 물론 상당한 발전을 이룬 분야도 있지만 오히려 암과 질병으로부터 역공격을 받아 뒷걸음치는 분야도 있다. 현대 의학이 주로 사용하는 치료법은 방사선, 항암 요법, 수술 요법 등이다. 그중 수술 요법은 의학적 발전을 가져왔고 인체의 신비를 밝혀내는 데 큰 공헌을 했다. 그러나 수술을 할 때 정상세포에까지 상처를 남기는 문제를 안고 있다. 항암 요법 역시 몸을 하나로 보는 것이 아니라 부분적으로 보기 때문에 정상세포까지 꼼짝 못하게 만드는 부작용을 낳고 있다.

물론 의학계에서도 이 점을 충분히 인식하고 있지만 아직까지는 암과의 전쟁에서 승리할 만한 대안이 나오지 않아 어쩔 수 없이 사용하고 있는 실정이다.

9) 모든 질병은 저체온에서 생긴다

현대인은 누구나 한 가지 이상의 질환을 앓고 있지만 그 뚜렷한 원인을 알지 못한다. 그저 시한폭탄을 안고 하루하루를 넘기는 것처럼 펑 터지지 않기만을 바랄 뿐이다. 건강에 관한 사람들의 관심이 증가하고 의학의 발달로 새로운 약이나 치료법은 계속 등장하고 있는데 오히려 질병은 늘어만 가는 이유는 무엇일까? 그 이유는 지금까지 잘 알려지지 않았던 저체온이 다른 엉뚱한 이론에 편승해 우리 몸을 망가뜨리고 있기 때문이다. 헤아릴 수 없을 만큼 많은 질병이나 한 번도 들어본 적 없는 희귀병, 그리고 날로 늘어가는 새로운 질병은 모두 저체온에서 비롯되는 것이다.

저체온은 기본적으로 혈액순환 장애와 이로 인한 신진대사의 어려움으로 발생한다. 저체온의 증상은 크게 나타날 수도 있지만 원인 모를 질병으로 고통을 안겨주기도 한다. 이 경우에는 병원을 찾아가도 원인이 발견되지 않아 적절한 처방을 받을 수가 없다. 단지 유전이라거나 스트레스의 영향이라며 약을 처방해 줄 뿐이다.

하지만 이때 처방해 주는 신경안정제나 두통약, 혈액순환제, 진통제 등의 약품은 오히려 몸을 더욱 저체온으로 만들고 만다. 체온이 낮아지면 신경질적이 되고 금방 피로감을 느끼거나 온몸이 천근만근처럼 무겁게 느껴진다. 체온이 1℃만 올라가도 면역의 70퍼센트가 증가한다는 사실을 감안하면 그 반대의 영향이 어떠할지 가히 짐작이 간다.

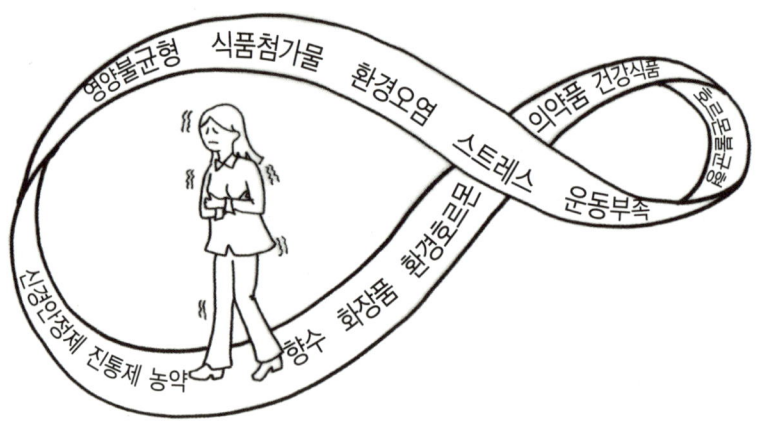

[그림12] 저체온의 뫼비우스 띠

10) 우리 몸은 저체온으로 매일 공격을 받는다

21세기를 살아가는 현대인은 환경이나 삶 자체가 저체온에 노출되도록 되어 있다. 매일 수천 개의 암세포가 우리 몸에서 발생하고 사라지듯 저체온의 환경 요소는 매일 우리 몸을 공격하고 있다. 심지어 사회생활 자체가 저체온으로 가는 지름길로 여겨질 정도이다.

 살기 위해 먹고 먹기 위해 일해야 하는 현실 속에는 대인관계나 자기관리 안에 피할 수 없는 저체온의 유혹들이 산적해 있다. 탓에 저체온을 피하기 힘든 현대인은 뫼비우스의 띠 속에서 다람쥐처럼 쳇바퀴를 돌며 온갖 질병의 그늘 아래 살고 있는 것이다. 뫼비우스의 띠 속에 있는 저체온의 원인 물질이 몸속에 흡수되면 좀처럼 빠져나가지 않는다. 문제는 이러한 독성물질이 들어가지 않으면 제품을 도저히 만들 수 없다는 데 있다. 즉, 어쩔 수 없이 사용해야 하는 것이다. 그렇다면 이제는 스스로 삶의 지혜를 높여 몸에 덜 해로운 생필품을 이용해 저체온으로 가는 시간이라도 늦추는 것이 현명하다.

11) 현대 문명은 저체온 문명이다

 주위에서 뿜어져 나오는 전자파는 세포에 스트레스를 주며 스트레스를 받은 세포는 신진대사에 따른 활성화를 멈추게 한다. 또한 전자파는 신경의 교란을 촉진하고 신경 전체의 마비를 가져와 몸을 극도로 저체온으로 만들어 버린다. 물론 전기는 편리한 수단이지만 현대인은 전기의 혜택을 누리는 동시에 그만한 대가를 치러야 하는 셈이다. 따라서 가끔 전기가 없는 외딴곳에 가서 몸을 정화시키고 풀벌레 소리와 나뭇잎이 서걱거리는 소리, 물소리를 들으며 전자파를 해독하는 것이 좋다.

12) 저체온을 극복하려면 강한 의지가 필요하다

우리가 저체온에 걸리는 이유는 건강에 역행하는 삶을 살아왔기 때문이다. 따라서 만병의 근원이 되는 저체온을 극복하기 위해서는 지금까지의 삶을 돌아보고 저체온을 유발하는 생활습관을 버려야 한다. 물론 그러려면 자기 자신과 굳게 약속을 하고 인내심을 발휘해 꾸준히 노력해야 한다. 많은 사람이 저체온을 자연적인 현상으로 여기지만 사실은 그렇지 않다. 강한 정신력으로 극복하고자 하는 의지만 있다면 얼마든지 자신의 몸을 활활 불태울 수 있다. 그러면 몸이 가벼워지고 눈동자가 맑아지며 만성질환도 사라지게 된다. 결심을 했다면 앞으로 나아가야 한다. 늘 균형을 잡고 한 발 한 발 나아가면 그만큼 질병에서 멀어질 수 있다.

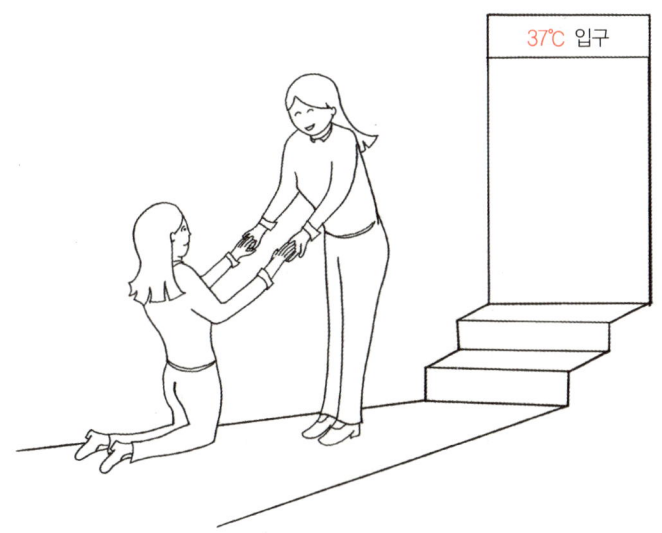

[그림13] 건강하려면 37℃의 문을 통과해야 한다.

저체온을 극복하려면 먼저 저체온에 걸리도록 만드는 모든 것을 내려놓아야 한다. 그것은 정상체온으로 가는 길을 막는 거추장스러운 존재일 뿐이다. 그것을 아깝게 여기면 절대 저체온 상태에서 빠져나올 수 없다. 그러므로 강한 의지력을 발휘해야 한다.

Part 2

몸은 왜 차가워지는 걸까?

• • •

1) 노동시간이 적다

2) 운동을 싫어한다

3) 너무 많이 먹는다

4) 너무 자주 먹는다

5) 편식을 한다

6) 차가운 음식을 지나치게 많이 먹는다

7) 스트레스를 많이 받는다

8) 비만

9) 주위 환경이 오염되었다

10) 음식물의 영향

11) 면역력이 약하다

12) 수면 부족

13) 잠을 많이 잔다

Part 2
몸은 왜 차가워지는 걸까?

몸이 차가워진다는 것은 정상적인 신진대사가 이뤄지지 않고 있다는 것을 의미한다. 생물체는 생존을 위해 끊임없이 화학반응을 일으킨다. 여기에는 원료가 필요하며 충분한 원료가 공급되어야 ATP라는 화학적 열에너지를 만들어낼 수 있다. 이러한 과정에 하나라도 문제가 지속적으로 발생한다면 이내 생물체는 서서히 식어간다.

1) 노동시간이 적다

저체온의 가장 큰 원인은 열에너지를 낼 수 있는 노동시간이 적다는 데 있다. 오늘날은 지식정보시대로 과거 그 어느 때보다 노동시간이 줄어들었다. 과거에 우리 조상들은 농사를 지어 끼

니를 해결해야 했기 때문에 노동은 필수불가결한 삶의 일부였다. 아침이슬이 맺힌 시간에 일터로 나가 컴컴해서 앞이 잘 보이지 않을 때까지 열심히 노동을 했던 것이다. 특히 쌀과 채소가 주식이었던 우리네 조상은 근면한 활동을 통해 땀을 흘리고 영양소가 풍부한 음식으로 에너지원을 만들었다.

 이는 비단 어른에게만 주어진 환경이 아니라 일할 수 있는 나이가 되거나 사물을 판단할 만한 나이가 된 아이들에게도 주어진 의무였다. 즉, 어린시절부터 땀 흘려 일하고 그 대가를 누리는 삶을 통해 체온을 유지했던 것이다. 물론 물질적 풍요로움과는 거리가 멀었지만 최소한 만병의 근원인 저체온증은 나타나지 않았다.
 그러나 현대인은 과거와 같은 노동을 거의 하지 않는다. 현대인은 정신노동을 통해 체온을 빼앗기고 있다. 분명 우리는 육체적인 노동을 하지 않고 있다. 이에 따라 문명이 최고조로 발달한 이 시대에 우리의 체온은 내려가고 있는 것이다.

2) 운동을 싫어한다

 아이들 역시 운동하는 시간보다 컴퓨터나 텔레비전 앞에서 앉아 있는 시간이 더 많다. 컴퓨터가 없던 시절에는 공부를 하고 머리를 식힐 겸해서 잠깐이라도 운동을 권했고 산책 등을 시켰다. 하지만 지금은 컴퓨터가 생활의 일부로 자리 잡으면서 운동하는 시간보다 컴퓨터나 오락을 하는 시간이 더 많아지게 되었다.

아이들의 하루를 꼼꼼히 살펴보라. 아마도 공부하고 컴퓨터 앞에 앉아 있고 잠자고 먹는 것이 전부일 것이다. 아이들은 어른보다 신진대사가 더 빠르게 일어난다. 그런데 가만히 앉아 있으면 신진대사율이 떨어져 몸에 비축되고 이는 비만으로 이어지기 십상이다. 나아가 이것은 혈액순환을 방해해 저체온의 원인이 된다. 종종 매스컴을 통해 학생들의 신체가 과거에 비해 커졌지만 체력은 현저하게 떨어졌다는 뉴스를 접하게 되는 이유가 여기에 있다. 이는 아이들이 성인이 되었을 때 저체온 체질이 되어 만성질환을 안고 살아갈 수도 있다는 얘기와 다를 바 없다.

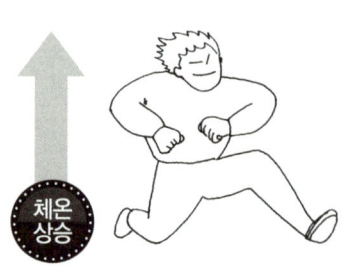 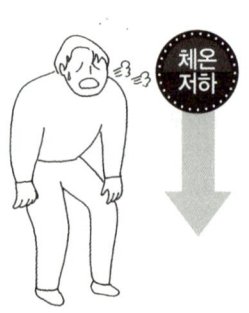

➡ 과거의 아이들은 신장은 작았지만 튼튼하게 자라 정상체온을 유지했다.

➡ 현대의 아이들은 신장은 크지만 체력은 많이 떨어져 저체온을 보인다.

[그림14] 운동은 정상체온의 지름길이다.

3) 너무 많이 먹는다

저체온은 식생활과도 관계가 깊다. 과식은 위에 부담을 주며 혈액의 일정한 흐름을 방해한다. 특히 과식을 하면 심장은 평소보다 4배 이상의 혈액을 위로 보내야 한다. 한국조폐공사에서 돈을 만들 때 돈이 들어가는 것처럼 음식을 소화할 때도 에너지가 필요하기 때문이다.

혈액이 한곳에 모이면 다른 장기는 상대적으로 혈액이 부족해 궁핍함을 느끼게 된다. 예를 들어 혈액의 30퍼센트는 뇌로 가는데 과식을 하면 상대적으로 뇌로 가는 혈액의 양이 부족해져 춘곤증 현상이 발생하게 된다. 이는 뇌에 따뜻한 혈액이 부족해 나타나는 현상으로, 자꾸 하품을 하고 졸린 것은 혈액을 통해 산소를 달라는 뇌의 외침인 것이다.

이와 마찬가지로 다른 장기도 소리 없이 외쳐대고 이러한 현상이 반복되거나 지속되면 여러 가지 질환에 걸리게 된다. 식사의 양은 위의 2/3 정도가 좋고 트림이 나오기 전까지 먹어야 한다. 가능하면 적게 먹고 많이 움직이는 것이 저체온이 되지 않는 요령이다.

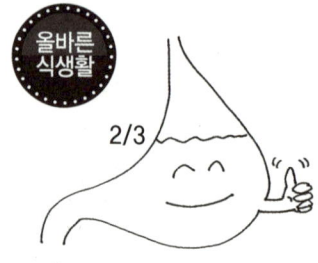 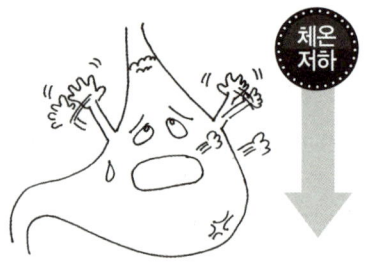

🔴 식사량은 2/3 이하 정도가 가장 좋다.　　🔴 과식은 위에 부담을 주며 다른 장기에도 영향을 미쳐 저체온의 원인이 된다.

[그림15] 과식은 저체온을 만든다.

4) 너무 자주 먹는다

　간식 역시 저체온의 원인이 된다. 현대인은 과거 어느 때보다 음식이 풍족한 시대를 살아가고 있다. 매일 쏟아져 나오는 음식물 찌꺼기만 봐도 엄청난 음식 소비가 이뤄지고 있음을 충분히 짐작할 수 있다. 하루 세 끼로 모자라 중간에 간식을 챙겨먹고 야식까지 먹는 습관을 들이면 당연히 위에 부담이 갈 수밖에 없다.

　위가 음식물을 소화하려면 최소한의 시간이 필요하다. 이는 소화를 돕는 소화액을 만들고 준비하는 데 시간이 걸리기 때문이다. 소화액을 만들려면 원료가 필요하며 그것은 세포 속 DNA에서 명령이 떨어져야 한다. 명령이 떨어지기 전에 소화액이 필요할 경우 임시변통으로 있는 원료로 대처하게 되는데, 이런 일이 자주 일어나면 소화액을 만드는 장기들은 지쳐 신경이 예민해지고 차가워진다. 차가워진 장기는 더 이상 소화액을 만들 수 없게 되어 소화 장애를 일으키는 원인이 된다. 그러므로 장기를 저체온으로부터 보호하려면 간식, 야식 등을 금해야 한다.

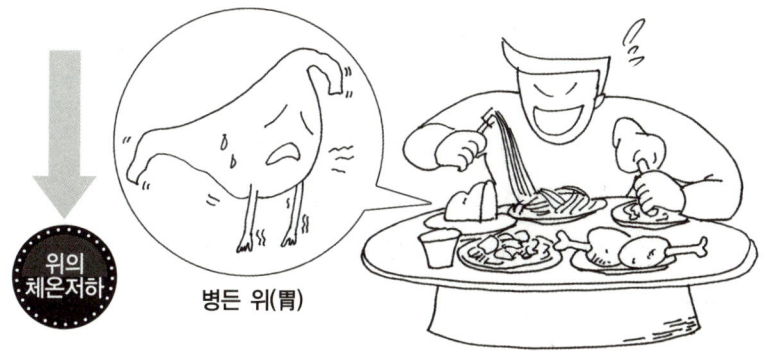

▶ 자주 먹거나 밤늦게 먹는 습관은 모든 장기를 저체온으로 만들며 특히 위에 부담을 주는 악습관이다.

[그림16] 간식과 저체온의 관계

5) 편식을 한다

우리 몸은 여러 가지 영양소를 필요로 하는데, 그러한 영양소 중에는 외부에서 얻어야 할 필수영양소와 몸 자체에서 만들어지는 불필수영양소가 있다. 그런데 몸에서 만들어지는 불필수영양소 역시 외부의 영양소를 원료로 사용하기 때문에 좋은 영양소를 골고루 섭취하는 것은 매우 중요하다.

　지금은 음식물이 과잉으로 공급되는 시대이다. 그러다 보니 입맛에 맞는 음식을 골라먹는 행복까지 누리고 있다. 문제는 수요를 충족시키기 위해 만들어진 음식물이 영양 면에서 문제를 내포하고 있다는 점이다. 특히 검증받지 않은 음식물이 우리의 식탁을 점령하고 있어 많은 사람을 불안에 떨게 한다. 수입산 농산물도 우리 몸을 위협하는 농약 성분이나 중금속 검출 사건이 자주 보도되면서 사람들의 불신을 사고 있다.
　특히 땅의 산성화와 오염으로 음식 재료 자체에 영양소가 많이 파괴된 상태이기 때문에 아무리 식사를 잘해도 영양의 균형이 맞지 않는 경우가 늘고 있다.

　편식이란 완전한 천연식품이 아닌 가공된 음식물을 섭취하는 것으로부터 출발한다. 무엇보다 현대인이 음식 고유의 맛을 즐기려 하지 않고 보다 달콤하고 부드러운 맛을 선호하다 보니 대부분의 농산물이 소비자의 입맛에 맞추려 인위적으로 재배되고 있다. 예를 들어 당도를 높이거나 더욱 특별한 맛을 내기 위해 사용하는 인위적인 방법은 상대적으로 다른 영양소의 결핍을 초래한다. 그리고 다른 영양소의 결핍은 몸의 균형을 깨뜨리며 이것은 저체온의 원인이 된다.

그뿐 아니라 갈수록 육류 소비가 늘어나면서 미네랄, 비타민 등의 미량원소 섭취량이 줄어들고 있는 추세이다. 여기에 커피, 초콜릿, 과자, 탄산음료 등의 소비가 늘어나면서 몸의 균형이 깨지고 있다. 입에 쓰더라도 몸에 좋은 음식을 먹어야 정상체온을 유지할 수 있는데 현대인은 그 반대로 가고 있는 것이다. 편식은 저체온을 만드는 지름길이다.

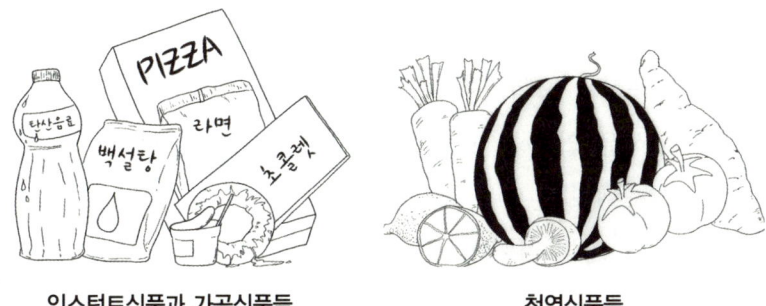

인스턴트식품과 가공식품들   천연식품들

[그림17] 인스턴트 식품은 체온을 떨어뜨린다.

사람들의 입맛에 맞게 가공한 식품은 영양의 균형이 깨져 저체온의 원인이 된다.

6) 차가운 음식을 지나치게 많이 먹는다

나이를 먹는다는 것은 곧 몸이 식어간다는 것을 의미한다. 설상가상으로 차가운 음식을 자주 먹으면 몸은 더욱 차가워져 병원에서도 원인을 발견할 수 없는 질환을 앓게 된다. 아이러니하게도 생활의 질을 높여주는 냉장고의 보급으로 저온 및 냉동 음식은 갈수록 늘어나고 있다. 냉장고 안에는 찬 음식들로 가득하며 냉동실에도 얼음과 얼린 식품이 항상 비치되어 있다.

차가운 음식은 소화기에 치명적이다. 치아부터 손상을 입히는 차가운 음식은 입에 오래 머물지 않고 곧바로 식도로 내려간다. 그러면 식도에도 손상을 입히며 위에서는 더 난리가 난다. 음식이 위에 들어가면 차가운 상태에서 흡수되기 어렵기 때문에 많은 따뜻한 혈액이 위로 몰리게 된다. 위 점액이 위를 보호하려 하거나 손상된 위의 융모(絨毛)를 회복시키기 위해 혈액이 몰리는 것이다. 문제는 차가운 음식으로 인해 신경이 예민해지기 때문에 자주 짜증을 내거나 사소한 일에도 신경질적인 성격이 된다는 점이다. 특히 차가운 물은 몸에 좋지 않다. 냉장고가 없던 시절에 우리의 선조들은 차가운 물이 아니라 우물에서 퍼 올린 시원한 물을 마셨고 겨울에는 따뜻한 차를 즐겼다. 하지만 현대인은 계절에 상관없이 차가운 물을 마시고 있으며 이것은 저체온의 한 원인이 되고 있다.

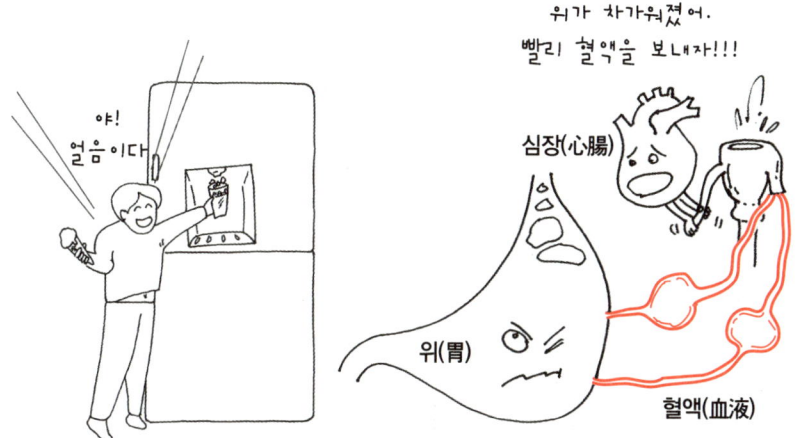

[그림18] 냉(冷)한 음식과 저체온의 관계

7) 스트레스를 많이 받는다

아마도 스트레스를 받지 않고 살아가는 사람은 없을 것이다. 지금은 외적 환경이 주는 스트레스가 과거 어느 때보다 위협적이다. 대기오염, 지하수 오염, 자동차 배기가스, 환경 호르몬, 테러, 사고, 재앙, 지진 등은 모두 우리의 스트레스 요인이다. 또한 업무에서 오는 스트레스는 어떠한가? 학생들은 과외나 인간관계에서 오는 스트레스에 시달리고 있다.

스트레스는 부신수질호르몬에 영향을 주고 이를 통해 아드레날린이 분비되면 몸은 긴장하게 된다. 이때 소화 기능이 마비되

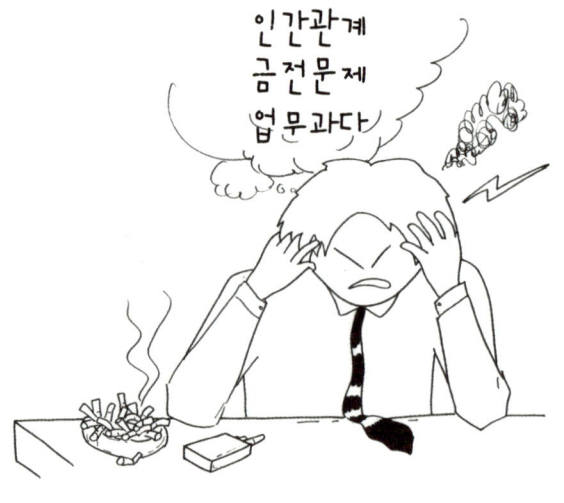

[그림19] 스트레스는 몸을 차갑게 만든다.

며 두뇌 회전 역시 느려진다. 그리고 몸의 여기저기서 다양한 증상이 나타난다. 특히 심한 스트레스를 받으면 얼굴색이 백짓장처럼 변하거나 식은땀이 흐르게 되는데, 이는 몸이 차가워졌다는 것을 의미한다. 즉, 스트레스가 전신의 저체온에 영향을 미쳤다는 뜻이다. 이처럼 스트레스는 몸을 차갑게 하기 때문에 내, 외적 스트레스에 대처하는 능력을 기르거나 환경에 잘 적응할 수 있도록 주의해야 한다.

8) 비만

뚱뚱한 사람들은 땀이 잘 나고 더위를 참지 못한다. 특히 뜨거운 음식을 먹으면 다른 사람보다 땀 때문에 더욱 곤혹스러워 한다. 그 이유는 체내 온도가 저체온이라 항상성을 유지하기 위해 갑상선이 열을 발생하도록 조절하기 때문이다. 다시 말해 이것은 가짜 열이다. 열은 열이지만 근육 활동으로 발생하는 열이 아니라 체온 유지를 위해 내는 열이란 뜻이다.

　이 열은 조절 능력이 떨어지기 때문에 뜨거운 것을 섭취하면 일단 땀으로 방출해 조절하게 된다. 이때 갑자기 체온이 내려갈 수도 있으므로 체온을 잡아두는 탓에 항상 더운 느낌이 드는 것이다. 그래서 뚱뚱한 사람들은 추위를 덜 탄다. 처음부터 비만을 관리하지 않으면 저체온으로 여러 가지 질환에 노출될 확률이 높아지므로 주의해야 한다.

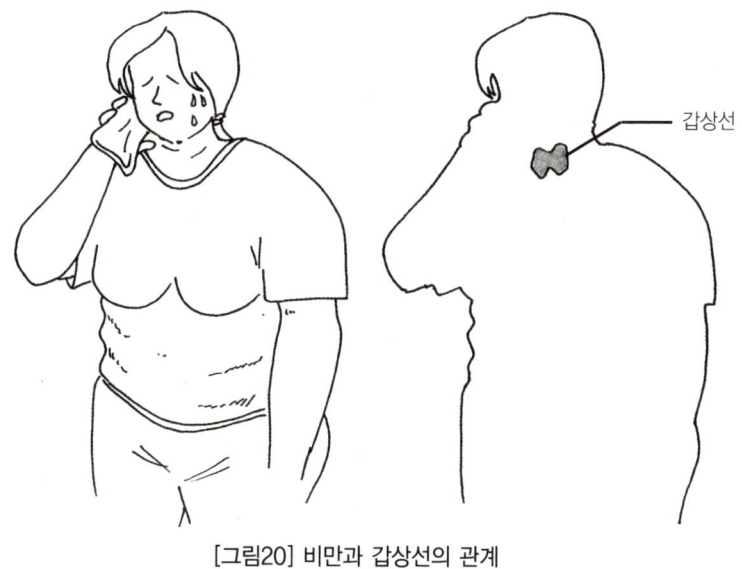

[그림20] 비만과 갑상선의 관계

　비만은 저체온을 의미하며 이때 갑상선은 체온 유지(항상성)를 위해 가짜 열을 발산한다. 이에 따라 추위를 덜 느끼게 된다. 결국 비만은 체중의 문제가 아니라 체온의 문제이다.

9) 주위 환경이 오염되었다

지구의 온난화는 생물체뿐 아니라 인간의 체온까지 떨어뜨린다. 즉, 지구 온난화는 해수면의 온도 상승으로 해양을 오염시키고 남극과 북극의 얼음을 녹이며 가뭄과 기상 이변을 일으키는 동시에 인간의 체온에도 큰 영향을 미치는 것이다.

우리 몸은 외부 환경에 쉽게 적응하며 살아갈 수 있도록 설계되어 있다. 다시 말해 환경의 지배를 받는 것이 아니라 환경을 지배하도록 되어 있는 것이다. 따라서 인간은 여름은 여름대로 겨울은 겨울대로 적응하며 살아가게 마련인데, 문제는 겨울이 겨울 같지 않고 따뜻해지면서 우리 몸의 보호 기능이 사라지고 있다는 점이다. 여기에다 기온 상승으로 생태계 오염이 심각해지면서 오염된 먹을거리로 인해 우리 몸에 지방이 축적되고 있다. 혈관이 없는 지방이 독소와 이물질들을 모아 두기 때문이다. 이에 따라 지방 흡입술을 하면 흡입된 지방에서 다이옥신이나 중금속이 검출되는 사례가 늘고 있다. 어쨌든 주위 환경의 오염으로 우리의 체온은 갈수록 떨어지고 있다.

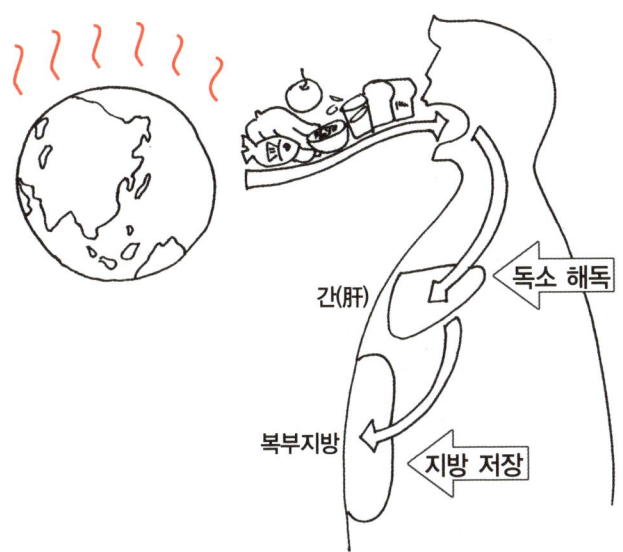

[그림21] 지구의 온난화와 저체온의 관계

10) 음식물의 영향

좋지 않은 음식물을 섭취해도 우리 몸의 체온이 떨어진다. 지금은 음식에 국경이나 계절이 없다는 말이 실감날 정도로 주위에 다양한 음식물이 넘쳐나지만 사실 자기 땅에서 자란 제철 음식이 좋은 데는 그만한 이유가 있다.

우리는 우리 땅을 밟고 우리 땅의 기운을 받으며 살아간다. 그렇기 때문에 우리의 체질은 우리 땅과 가장 잘 맞고 우리 땅에서 난 음식물이 우리에게 가장 좋다. 예를 들어 열대지방에서 나는 식물은 대부분 열을 내리는 것들이다. 더워서 땀을 잘 흘리기 때문에 과일이나 채소, 열매는 땀을 식히는 단 음식이 대부분이며 단백질이 풍부하다. 반면 한대지방은 추위를 견뎌야 하므로 지방이 많은 음식물이 주류를 이룬다.

사계절이 뚜렷한 우리나라는 계절마다 맞는 음식물이 생산된다. 그런데 유통 및 냉장 기술의 발달로 사계절에 상관없이 우리는 겨울에도 여름 음식을 쉽게 먹을 수 있고 여름에는 겨울철 음식을 접할 수 있게 되었다. 수박이나 딸기는 이제 여름에만 먹는 과일채소가 아니다.

과거에 우리가 먹던 봄 음식에는 쓰거나 신 것이 많았다. 쓴 음식은 겨울 내내 움츠렸던 우리 몸의 독소를 배출하기 위한 것이고 신 음식은 장 청소와 장내 미생물의 번식에 좋은 먹을거리이다. 그리고 여름에는 더위로부터 체온을 보호하기 위해 푸른 잎사귀와 단 과일이 많이 생산된다. 가을에는 땅에서 나오는 뿌리채소와 겨울을 이기기 위해 지방이 많은 견과류가 나온다. 이러한 제철 음식을 섭취하는 것이 자연과 하나가 되어 건강을 지키는 길이다.

그런데 이런 것을 무시하고 계절에 상관없이 음식물을 섭취하면 우리 몸의 열을 내고 열을 내리는 장치가 고장 나 저체온이 되고 만다. 따라서 정상체온을 유지하고 싶다면 계절에 맞는 음식물을 섭취해 우리 몸의 체온 조절 시스템이 정상적으로 작동하도록 해야 한다.

11) 면역력이 약하다

면역은 그 종류가 매우 다양하고 종류별로 임무도 여러 가지로 나뉜다. 피 한 방울 속에는 6,000~8,000개의 백혈구가 있으며, 다양한 일을 해내는 백혈구는 특히 독소와 이물질을 청소하는 데 반드시 필요하다. 문제는 백혈구가 왕성하게 활동하도록 하려면 정상체온을 유지해야 한다는 점이다. 물론 운동이나 활동으로 체온이 상승하면 백혈구가 증식하고 더불어 암이나 기타 질병에 대한 면역력이 높아진다.

반면 저체온 상태에서는 백혈구의 활동이 둔감해진다. 우리가 추우면 움직이기 싫어하는 것처럼 백혈구도 저체온 상태에서 움직이기 싫어해 몸에 독소가 쌓이고 피곤해지며 심지어 암이 생성되는 것이다. 이는 혈액순환과도 밀접한 관련이 있다. 혈액순환이 잘 이뤄지지 않으면 백혈구도 활발하게 활동하지 못한다.

사람들이 감기나 몸살에 걸리는 것은 체온 상승을 위한 몸의 반응이다. 이때 병원에서는 수면제를 주고 따뜻한 아랫목에서 푹 자라고 말한다. 우리가 잠을 자면 백혈구는 활동을 개시하는데 이때 열이 나는 것은 백혈구의 수치를 증가시켜 병균과 싸우기 위한 반응이다. 따라서 면역력이 약해 감기나 몸살에 자주 걸린다면 이는 상당히 저체온이라는 것을 의미한다.

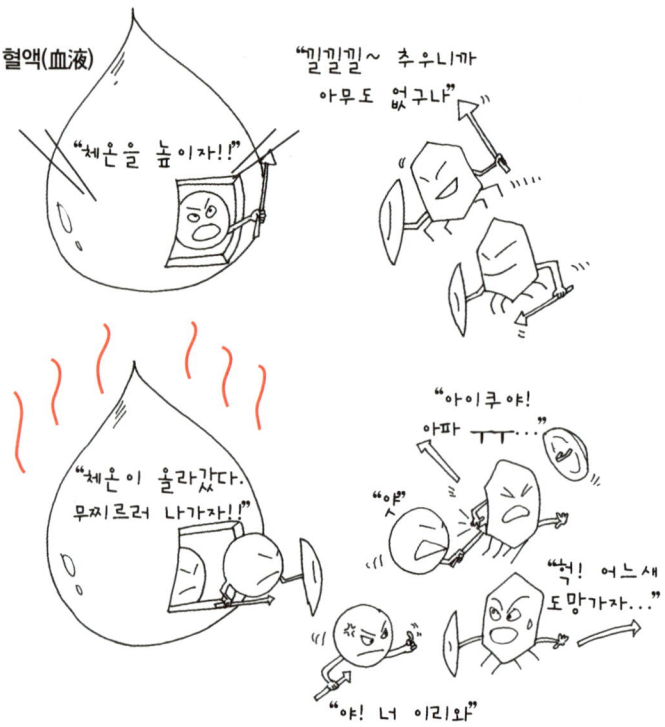

[그림22] 체온 상승은 곧 면역력 증가이다.

12) 수면 부족

잠이 부족하면 저체온에 걸린다. 모든 생물체는 잠을 자야 하며 밤과 낮이 존재하는 자연의 섭리처럼 인간이 생명을 영위하려면 무조건 자야 한다. 졸음은 어떤 장사도 이길 수 없다.

잠에서 깨면 우리 몸은 뇌하수체라는 내분비기관에서 ACTH(adrenocorticotropic hormone)라는 호르몬이 부신피질호르몬을 자극한다. 그러면 인체는 자극을 받아 기지개를 켜고 하루를 활동적으로 시작한다. 만약 잠이 부족해 이러한 호르몬들이 다량 분비되면 오히려 과열 증상을 보여 몸은 열이 오르게 된다. 이러한 열은 몸을 지치게 하며 지친 장기는 차가워진다. 잠이 부족하면 몸살이 잘 나고 감기에 자주 걸리는 이유가 바로 이 때문이다. 몸살과 감기로 정신적으로 쉬게 만들어 몸의 온도를 올리려는 반응인 것이다.

연령	수면시간
영아	16시간 이상
2세아	9~12시간
성인	6~9시간
노인	6시간

▶ 연령이 늘어날수록 수면 시간이 줄어들며 이는 저체온이 진행된다는 것을 의미한다.

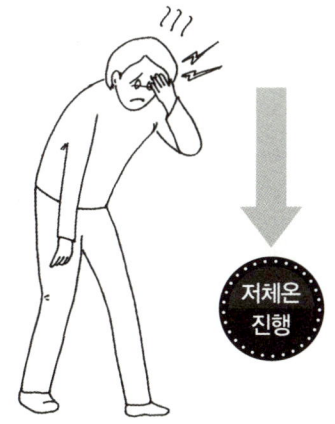

[그림23] 수면부족과 저체온의 관계

13) 잠을 많이 잔다

잠을 많이 자는 것도 저체온의 원인이 된다. 수면을 취하면 우리 몸은 안정 호르몬인 멜라토닌(Melatonin)이 분비되면서 모든 신진대사가 안정을 취하게 된다. 이 때문에 밤에 더 많이 아프고 통증이 느껴지는 것이다.

하지만 정상적인 수면량 이상으로 수면을 취하면 몸은 오히려 스트레스를 받게 된다. 활동을 한다는 것은 체온 상승을 의미하지만 누워 있거나 쉬면 체온이 내려간다. 마찬가지로 잠을 많이 자거나 쉬게 되면 활동량이 적어 우리 몸은 차가워지며 굳어간다. 몸의 신진대사가 활발하게 진행되지 않으면 뇌는 공허해지고 더불어 게을러지는데 이 경우 몸은 보다 빨리 저체온이 진행된다.

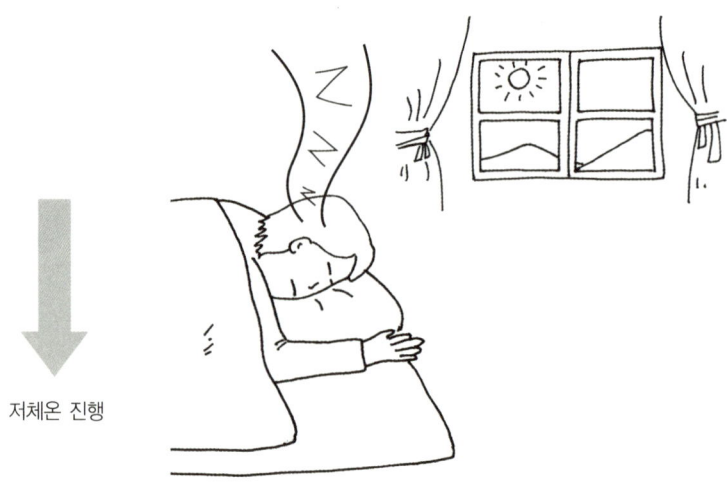

[그림24] 수면과다와 저체온의 관계

PART 2 몸은 왜 차가워지는 걸까?

Part 3

저체온으로 인한 여러가지 질병

・・・

1) 소화기질환

2) 간 질환과 담낭 질환

3) 비만

4) 당뇨

5) 심혈관계 질환

6) 뼈와 관절에서 생기는 질병

7) 신장 질환

8) 호흡기 질환

9) 암

10) 신경정신과 질환

11) 피부 질환

12) 갑상선 질환

13) 남성 질환

14) 여성 질환

15) 기타 질환

Part 3
저체온으로 인한 여러 가지 질병

1) 소화기 질환

우리나라에서 가장 많이 발생하는 질환 중 최고를 꼽는다면 소화기 질환이 아닐까 싶다. 소화기는 우리 몸에서 가장 중요한 기관으로 섭취와 소화, 배설의 기능을 모두 담당하는 생명의 기관이다. 물론 저체온으로 인한 소화기 질환이 사망의 요인이 되는 것은 아니지만, 만성이 되어 버리면 영양 흡수에 문제가 생겨 여러 가지 질병을 유발하게 된다.

소화기관은 약 9미터로 하나의 긴 관으로 이어져 있다. 입(구강)으로부터 시작하는 영양 섭취는 긴 장을 지나 흡수와 배설로 이뤄지는데 이때 정상체온이 절대적으로 필요하다. 사실 대부분의 질환은 소화기관으로부터 시작된다. 저체온에서 나타나는 혈액순환 장애도 모두 소화기관에서 비롯되는 것이다. 결국 우리 몸은 어떤 것을 먹고 어떻게 흡수되느냐에 따라 건강이 달라지는 셈이다. 이때 정상체온을 유지하는 것이 중요한데 이를 위해서는 먼저 소화기관을 잘 다스려야 한다.

소화기관이 하는 일은 각각 다르며 분비되는 소화액도 다르다. 우리는 그저 입맛에 따라 음식물을 섭취할 뿐이지만, 각 소화기관에서 일하는 여러 소화효소와 소화액은 입으로 들어온 음식물을 분해해 잘 흡수되도록 하기 위해 바쁘게 움직인다.

각 소화기관에서 소화를 위해 뿜어져 나오는 효소와 소화액은 정상체온에서 가장 활발히 움직인다. 만약 저체온 상태라면 소화액 분비는 물론 소화하는 작업이 이뤄지지 않아 우리 몸은 문제가 발생하기 시작한다. 만약 소화기관에 문제가 발생하면 먼저 정상체온인지 저체온인지부터 살펴봐야 한다.

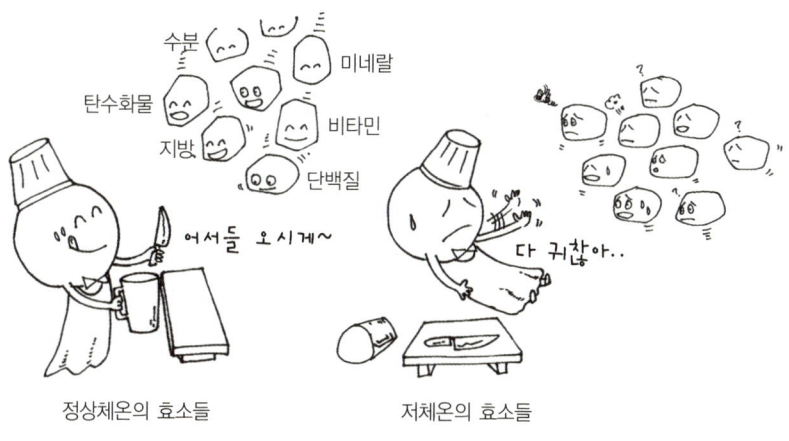

[그림25] 저체온과 효소의 기능

소화효소는 정상체온에서 분비되며 촉매 작용을 통해 소화기관으로 들어온 영양분들이 잘 소화되도록 도와준다. 현대인이 만성질환에 걸리는 이유는 충분한 소화효소가 분비되지 않기 때문이다. 소화효소를 만들어내는 물질은 자연에서 얻은 싱싱한 과일과 채소, 곡류 등에서 얻어진다.

① 만성 소화불량증

저체온으로 인해 소화 기능이 떨어져 제대로 소화하지 못하는 상태가 장기화한 것을 말한다. 폭식, 야식, 간식, 편식, 스트레스, 수분 부족, 불충분한 영양식 등 여러 가지 원인이 작용하면 장이 지치게 되며 이는 저체온을 야기한다. 그 상태에서는 소화효소를 적절히 만들어낼 수 없고 점점 만성 소화불량으로 진전된다.

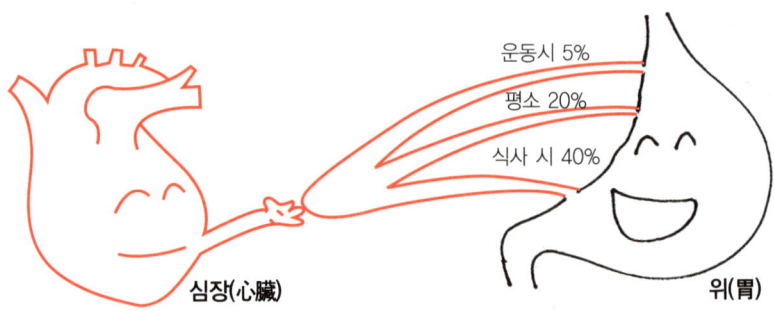

[그림26] 심장에서 위로 보내는 혈액양

음식물을 흡수하려면 많은 에너지가 필요하기 때문에 심장에서 출발한 혈액은 식사량에 따라 위에 혈액을 40퍼센트 이상 공급한다. 평소에는 위에 공급되는 혈액이 약 20퍼센트이며 운동 시에는 3~5퍼센트이다.

　그런데 저체온이 되면 심장의 혈류량이 떨어지게 되고 이에 따라 소화 기능도 저하되고 만다. 이것은 음식물 흡수에 지장을 주고 이것이 장기화하면 만성질환이 된다. 특히 스트레스는 위를 크게 손상시킨다. 그렇기 때문에 스트레스를 받으면 밥맛이 없어지고 음식에 별로 관심이 없어지는 것이다.

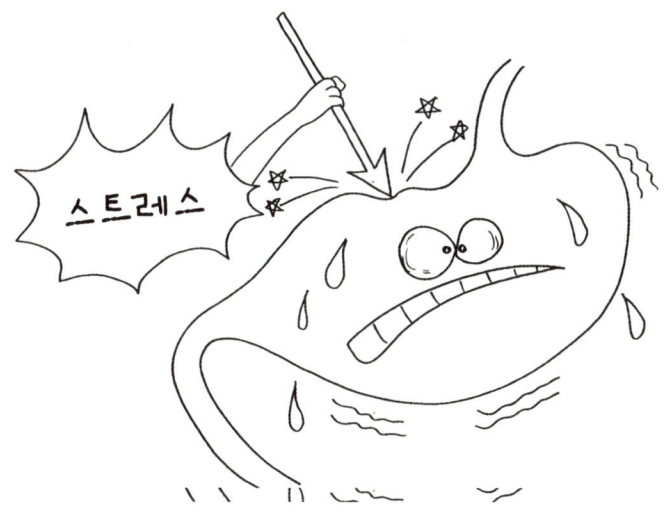

[그림27] 스트레스는 위 질환의 원인이다.

　식사 전후에는 항상 감사하는 마음으로 차분히 소화할 수 있도록 정신적 안정이 절대적으로 필요하다. 만성 소화불량에 걸린 사람은 간단한 식사나 금식 등으로 장의 기능을 정상으로 돌려놔야 한다. 또한 따뜻한 물을 마셔서 위의 부담을 덜어주는 동시에 위액을 만드는 원재료를 공급해 줘야 한다.

② 위, 십이지장궤양

이것은 위, 십이지장을 보호하는 방어인자(防禦因子)와 단백질 등을 분해하는 공격인자(攻擊因子) 사이의 시스템에 문제가 생겼을 때 발생하는데 이는 저체온으로 인한 혈액순환 장애에서 비롯된다. 특히 위와 십이지장의 경계문인 유문(幽門)이 저체온으로 망가져 작동하지 못하면 위산이 십이지장으로 쉽게 흘러들어와 십이지장을 파괴하게 된다. 또한 단백질 분해효소인 펩신(Pepsin)이 위를 공격하는 자가 소화로 궤양이 발생하기도 한다. 그러면 심한 속 쓰림이 발생하며 통증이 유발된다.

이때 대개는 임시방편으로 위장약을 먹지만 이는 치료하기보다 오히려 위, 십이지장의 질환을 더욱 악화시킬 수 있다. 대부분의 위장약은 산성을 중화시키는 알칼리로 처음에는 속이 편하고 낫는 것 같지만, 위의 저체온을 진행시켜 오히려 위의 기능을 마비시킬 수 있다. 무엇보다 중요한 것은 위, 십이지장의 소화를 위한 안전 시스템을 회복시키는 것이고 그러려면 정상적인 체온 유지로 혈액순환을 도와주어야 한다.

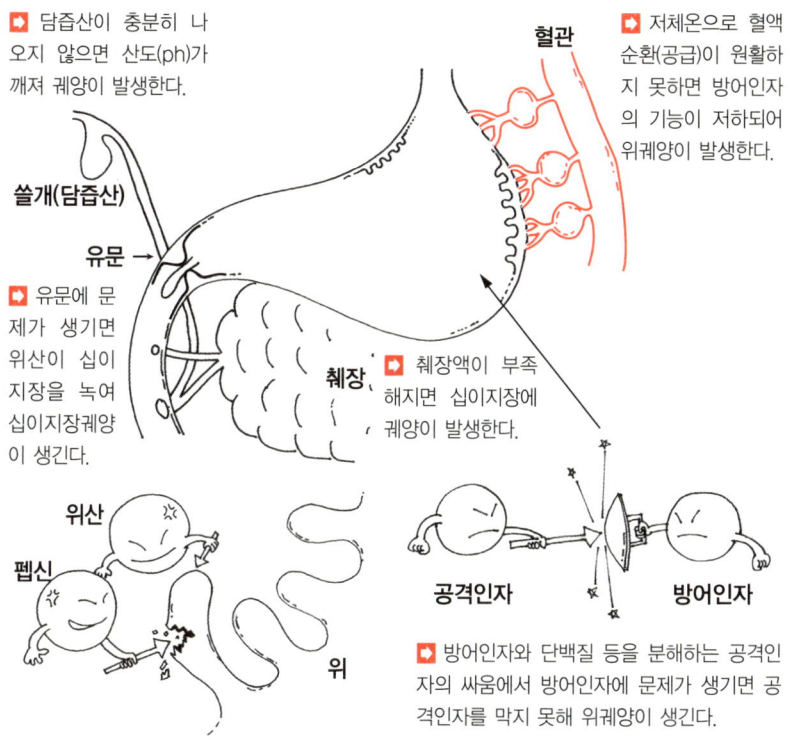

[그림28] 위와 십이지장 질환의 원인

저체온의 영향으로 전반적인 소화 시스템에 문제가 발생하면 위, 십이지장궤양 등 여러 가지 질환으로 고생할 수 있다. 특히 저체온으로 인해 위가 냉하면 제 기능을 발휘하지 못해 단백질을 분해하는 펩시노겐(Pepsinogen)이 펩신으로 전환되어 위산과 함께 위의 단백질을 분해해 자가 소화하려고 한다. 그러면 소화된 부위가 파손되어 통증이 발생하는 위궤양으로 진행된다.

③ 급성 위염

위궤양이 자가 소화로 인해 발생하는 궤양성이라면 급성 위염은 갑자기 발생한 방어인자와 공격인자간의 치열한 싸움에서 비롯된다. 공격인자는 펩신을 촉진시키는 게스트린(Gastrin), 인슐린, 히스타민 등의 호르몬과 위를 냉하게 만드는 스트레스, 카페인 음료, 커피, 알코올 등을 통해 활발하게 움직이게 된다. 그런데 저체온 때문에 혈액 공급이 안 되어 방어인자가 제 역할을 하지 못하면 문제가 발생한다. 이때 공격인자의 공격을 막지 못해 불상사가 일어나고 이 과정에서 발생하는 전쟁의 결과가 염증이다. 물론 면역구가 나설 수도 있지만 저체온으로 적혈구로부터 산소를 공급받지 못하면 역부족이 되어 위염이 발생한다. 즉, 모든 요인은 위가 냉한 저체온에 있다.

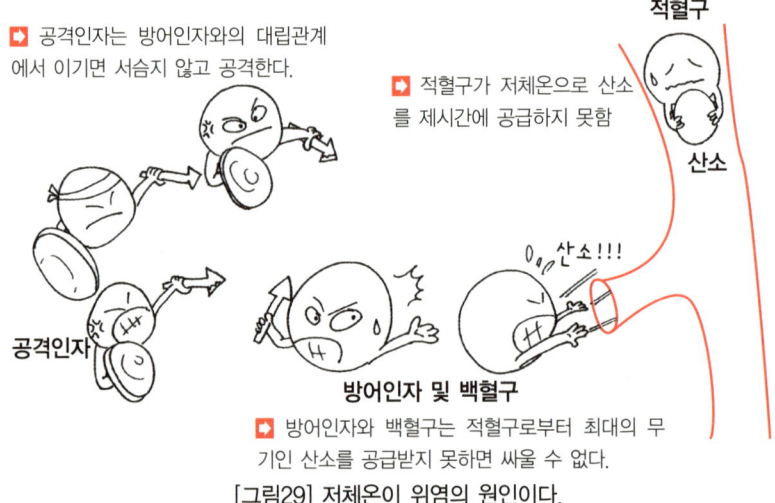

[그림29] 저체온이 위염의 원인이다.

④ 만성 위염

처음에는 급성 위염에서 시작되지만 공격인자와 방어인자와의 싸움이 장기화하는 상태를 말한다. 습관적 급성 위염의 원인이나 환경을 바꿔주지 않으면 만성 위염으로 진행된다. 특히 스트레스는 위를 더욱 냉하게 하고 위축시켜 저체온화 한다. 그러면 만성 위염에서 헤어 나올 수 없다.

위에는 어떤 물질도 녹여버리는 ph 1이라는 위산이 있는데, 이것은 영양소 중 가장 복잡하고 질긴 구조를 갖고 있다는 단백질

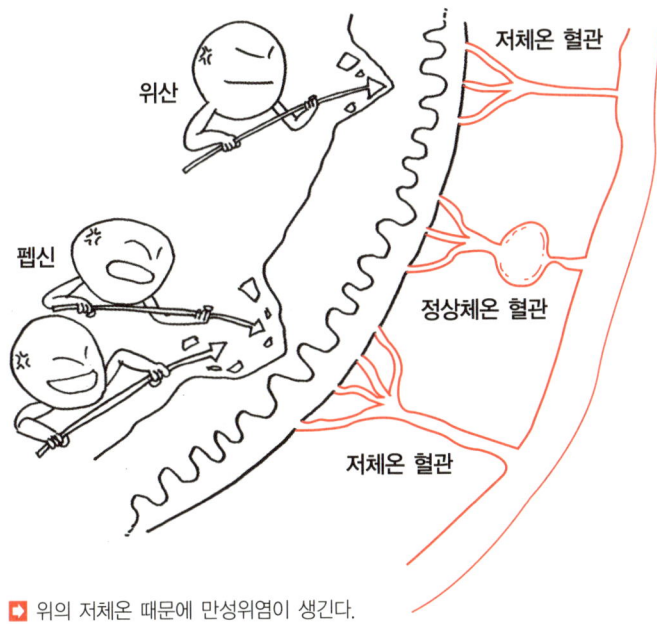

▶ 위의 저체온 때문에 만성위염이 생긴다.

[그림30] 저체온 때문에 위염이 장기화되어 만성위염으로 진행된다.

까지도 소화하기 쉽게 분해한다. 문제는 이 위산이 단백질을 녹이는 펩신과 결합해 위벽을 자가 분해한다는 데 있다. 물론 자가 분해를 막기 위해 위 점액이 분비되지만, 저체온으로 점액이 나오지 않으면 위산, 펩신 등의 상호 협조 관계가 무너져 염증이 발생한다. 위의 저체온으로 혈액순환 장애가 생기고 그 결과 영양소와 산소 등이 부족해지면 만성 위염으로 진전된다는 얘기다.

⑤ 위하수증

음식물을 분해하고 죽상(粥狀)으로 만드는 것이 바로 위산이다. 과식, 폭식, 야식, 영양 불균형, 스트레스, 탄산음료, 커피 등의 여러 가지 요인이 위에 부담을 주게 되면 위는 더 많은 위산을 필요로 하게 된다. 이 경우 음식물이 위에 머무는 시간이 늘어나고 위는 큰 부담을 느낀다. 그러면 위는 탄력을 잃고 늘어지게 되는데 이것이 바로 위하수증이다. 탄력을 잃었다는 것은 저체온을 의미한다. 특히 식사 전 30분, 식사 후 1시간 뒤에 물을 마셔야 하는데, 그 이유는 수분이 많으면 위의 산도가 묽어져 다시 산도를 맞추기 위해 위산이 분비되면서 위에 머무는 시간이 늘어나기 때문이다. 이러한 현상이 반복되면 위하수증에 걸리게 된다.

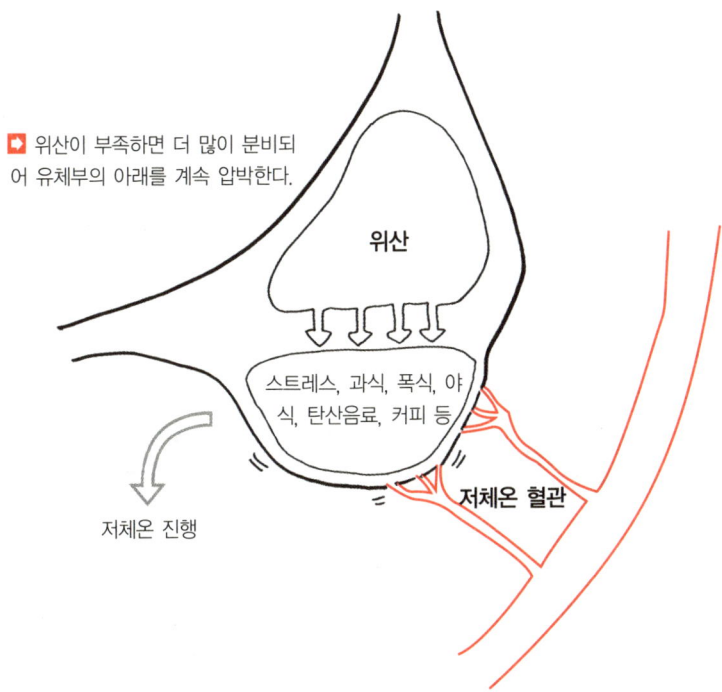

[그림31] 잘못된 생활습관이 위하수증을 생기게 한다.

⑥ 변비

　복부가 저체온이 되면 가장 먼저 나타나는 현상이 바로 변비이다. 변비는 모든 질환의 근원이라고 할 수 있는데, 복부비만도 변비로부터 출발한다. 변비가 있는 여성은 생리통이 수반되고 어깨통증이나 결림, 두통이 뒤따른다. 이러한 변비는 장내세균의 배합 균형이 깨져 생기는데 이때 유해균(有害均)에 의해 독성이 발생한다.

한편 몸 전체 면역의 80퍼센트가 장에 몰려 있는 탓에 변비가 있는 사람은 면역질환에 걸리기 쉬우며 특히 간에 무리가 간다. 따라서 변비가 발생하면 배를 따뜻하게 해주고 물을 충분히 마셔야 한다. 그리고 배에 따뜻한 수건 및 팩을 올려놓거나 손으로 비벼 열을 발생시킨 다음 배를 시계 방향으로 마사지를 해주면 좋다.

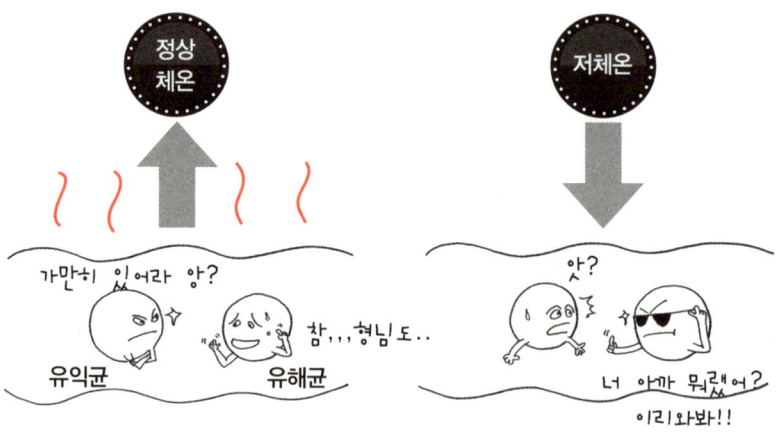

[그림32] 유해균이 증식하면 변비가 된다.

섬유질은 적게 섭취하면서 단백질과 지방을 과식하고 조미료를 많이 넣어 조리한 음식을 이것저것 마구 섭취하면 온갖 복잡한 성분 때문에 소화 흡수가 제대로 이뤄지지 못한다. 이것이 장내에서 부패하면 인체에 해로운 독소를 만들어내 대장에 축적되고 점액과 함께 대장 벽에 두꺼운 층을 이루게 된다. 탓에 대장내강(內腔)이 좁아지고 대변의 통로가 좁아진다. 잘못 섭취된 음식물이 장내에서 부패하면 36종의 독소가 생기는데 이 독소들이 장을 저체온으로 만들게 된다.

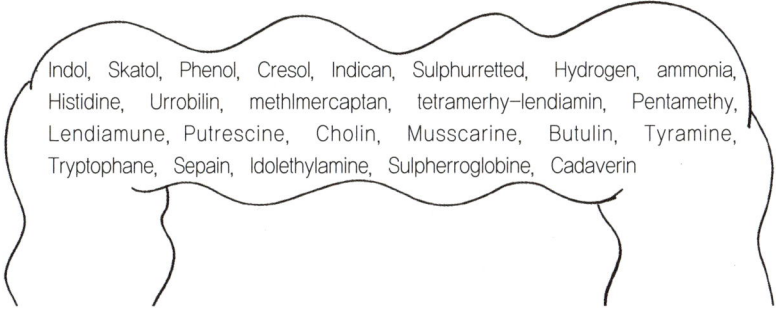

[그림33] 장을 저체온으로 만드는 독소들

장의 정상적인 배변은 하루 간격이 좋다. 그러나 장의 저체온으로 정상적인 배변 활동이 어려워지면 3일 이상 갈 수도 있다. 이때 장의 부패물이 혈류를 타고 문맥(門脈)을 지나 간으로 들어가는데 이로 인해 간은 혈액 청소를 위해 고단해진다. 그러면 다시 전신 혈액의 부패로 이어져 장의 기능이 떨어지는 악순환이 반복된다.

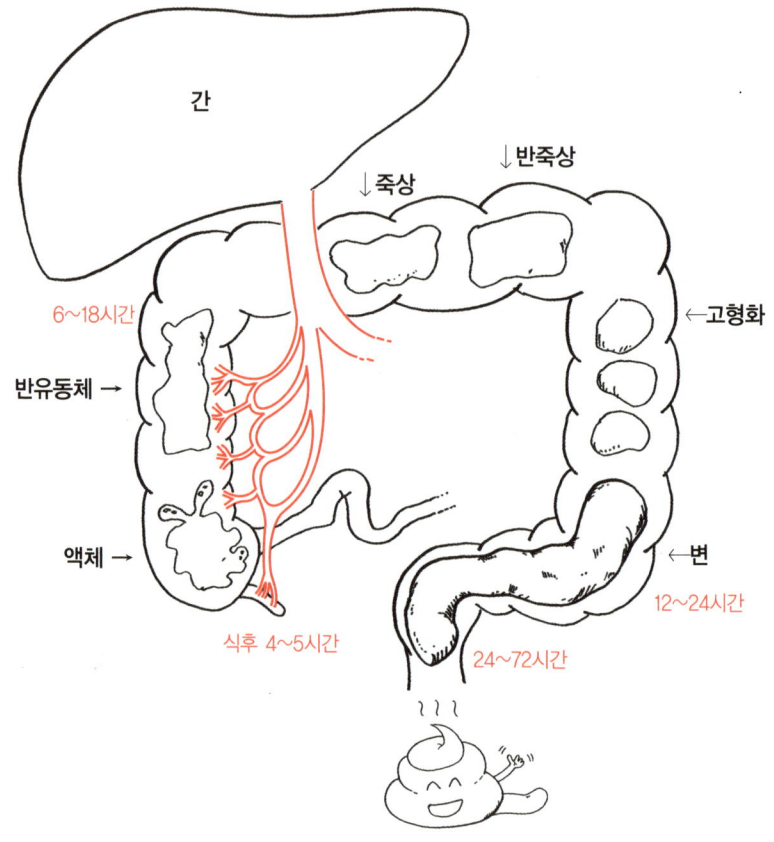

[그림34] 정상적인 배변의 과정

 변비를 예방하려 할 때는 섭취하는 음식물은 물론 정신적인 측면에서도 신경을 써야 한다. 또한 정상적인 배변인지 확인하려면 다음을 살펴보아야 한다.

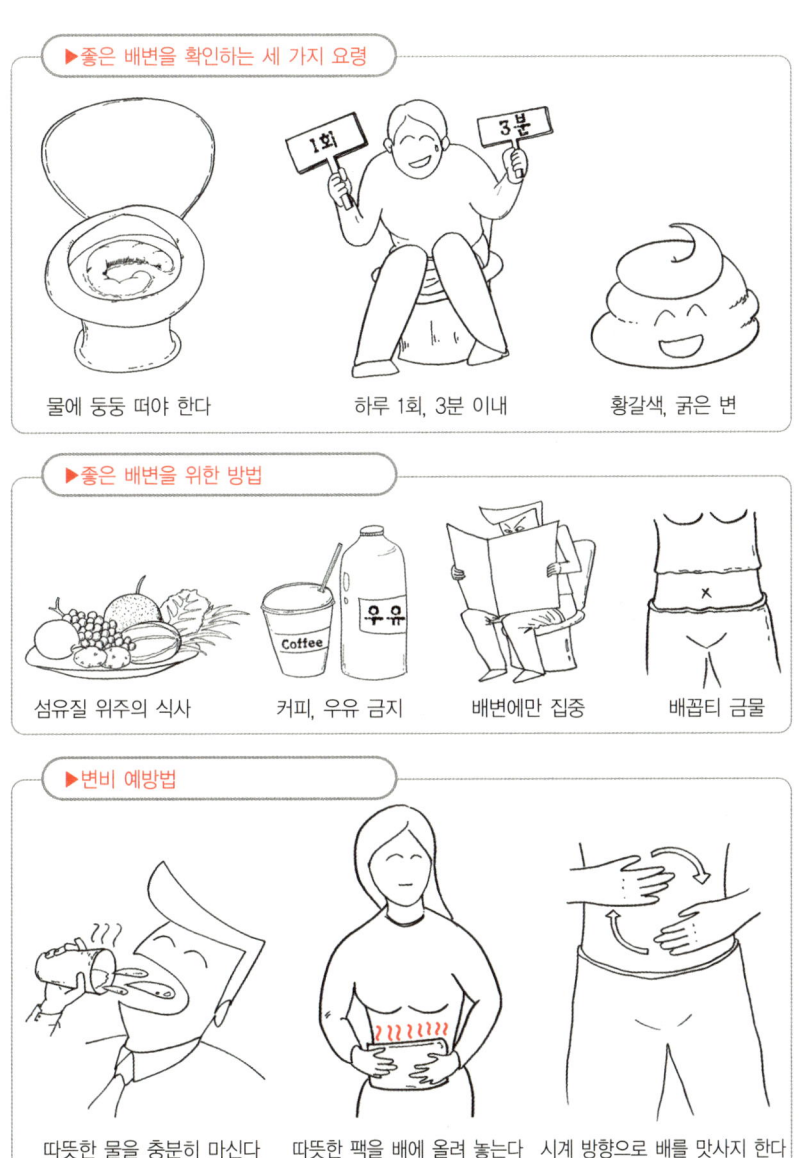

[그림35] 좋은 배변이야말로 건강의 기초이다.

⑦ 배탈, 설사

장의 저체온으로 독소가 번지면 가장 먼저 발생하는 것이 설사이다. 차가운 음식이나 부패한 음식을 섭취하면 장내세균은 재빨리 유해균의 번식을 막으려 수분을 끌어온다. 이때 수분으로 균을 꼼짝 못하게 하고 재빨리 배변으로 내보내는데 이것이 설사이다. 설사는 마치 물총을 쏘는 것처럼 빨리 나오며 이는 독소를 빨리 내보내려는 인체의 방어 시스템 때문이다.

찬 음식을 먹으면 장의 체온이 급격히 떨어지기 때문에 인체는 설사로 빨리 내보내며 우유를 마셨을 경우에도 장내에 우유를 소화하는 효소가 거의 없어 설사로 내보내는 것이다. 설사가 계속되면 몸의 전해질에 문제가 발생할 수 있으므로 따뜻한 물에 소금을 약간 넣어 마셔야 한다.

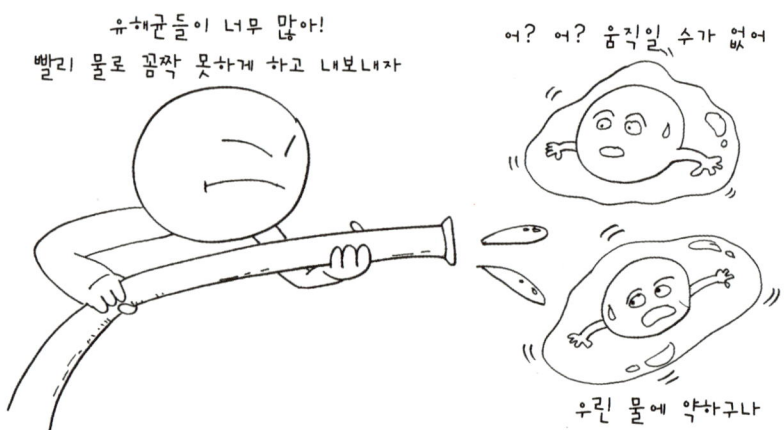

▶ 독소나 유해균을 배출하는 설사는 체온을 높이려는 자연치유력 증상이다
[그림36] 설사는 독소를 빨리 내보내려는 인체의 방어시스템이다.

⑧ 게실염

　변비가 생기면 배변 시 힘을 주게 되는데 이때 복압(腹壓)이 올라가게 된다. 높은 복압은 대장을 비정상적으로 이완 수축시켜 대장에 게실(diverticula)이라는 주머니를 만들고 여기에 염증이 생기는 것을 게실염이라고 한다. 게실염은 섬유질을 적게 먹고 정제된 식품과 육류, 계란, 우유, 지방을 과다 섭취하는 사람에게 흔한 질병이다.

　이러한 게실염은 장관(腸管)을 따라 발생하며 특히 결장(結腸)에서 많이 발생한다. 게실염을 없애려면 그 원인인 변비부터 해결해야 하고, 변비를 치료하려면 저체온을 잡아야 한다. 원인을 제거하지 않고 결과만 치료하면 근본적인 치료가 될 수 없기 때문이다.

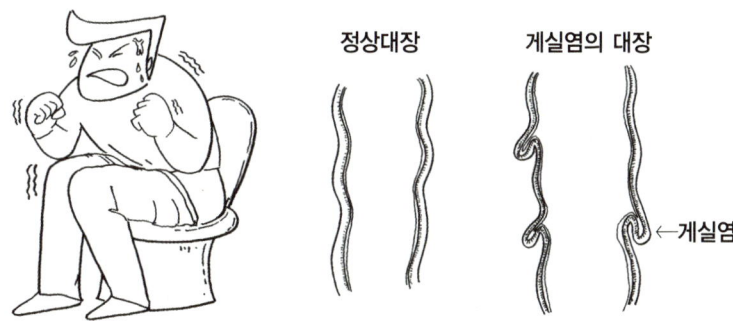

➡ 변비로 인해 정상 이상으로 힘을 주면 복압이 올라간다

➡ 복압의 영향으로 게실이 생기고 염증이 발생하면 게실염이 된다

[그림37] 변비가 대장의 기능을 떨어트린다.

증 상	증상 사례	섬유질 섭취 후 효과		
		효과 없음	개 선	완 치
변비	3	0	3	0
설사, 무른 변	9	2	7	0
복통	2	0	0	2
복부 불쾌감	5	2	0	3
복부 팽창감	4	1	0	3
잔변감	2	1	0	1
합계	25	24%	40%	36%

[표] 게실염과 섬유질 식사

41~71세의 게실염 환자 남녀 25명에게 식이성 섬유질인 셀룰로스, 반섬유소, 리그닌, 펙틴이 들어 있는 사과 섬유질을 하루 4.2그램씩 한 달간 섭취시킨 결과 40퍼센트의 개선과 36퍼센트의 완치를 보였다. 이때 변통과 복부 둔통, 불쾌감, 그리고 배변 시의 불쾌감도 개선되었다.

⑨ 치질

항문의 괄약근에 혈관의 파열로 생긴 상처로 이는 괄약근의 저체온으로 발생한다. 치질은 남에게 보여주거나 말하기 곤란한 질환인 데다 그 통증과 불편함이 이루 말할 수 없다. 혈관의 파열은 흡수되어야 할 칼슘, 미네랄 등의 여러 가지 물질이 혈관 속을 떠돌아다니다가 항문 괄약근 쪽에 뭉쳐서 발생하게 된다.

항문의 괄약근이 저체온이 되어 이러한 물질이 뭉쳐진 것이다. 임시방편으로 뜨거운 조약돌이나 기구를 치질에 대면 호전되기도 하는데, 이는 열을 이용해 항문의 체온을 상승시켰기 때문이다.

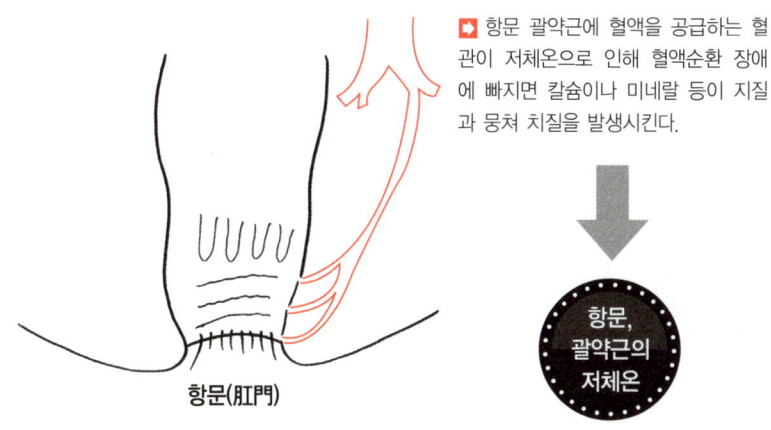

[그림38] 저체온 때문에 치질도 생긴다.

⑩ 궤양성 대장염

대장의 저체온으로 발생하는 질환으로 혈액 공급이 제대로 이뤄지지 않아 생긴다. 이는 대장의 유해균 농도가 높아져 생기는데 면역력이 저하되고 치유가 늦어지면 궤양으로 진행된다. 복부에 뜨거운 찜질 기구를 약 5분간 올려놓고 다시 얼음물에 적신 수건 등을 약 1분 정도 올려놓는 방법을 5회 반복하면 호전된다. 뜨거운 것은 혈관을 확장시키는 역할을 하고 찬 것은 혈액이 몰리게 하는 역할을 하기 때문이다. 이때 확장된 혈관으로 혈액 순환이 빨라져 궤양이 아물게 된다.

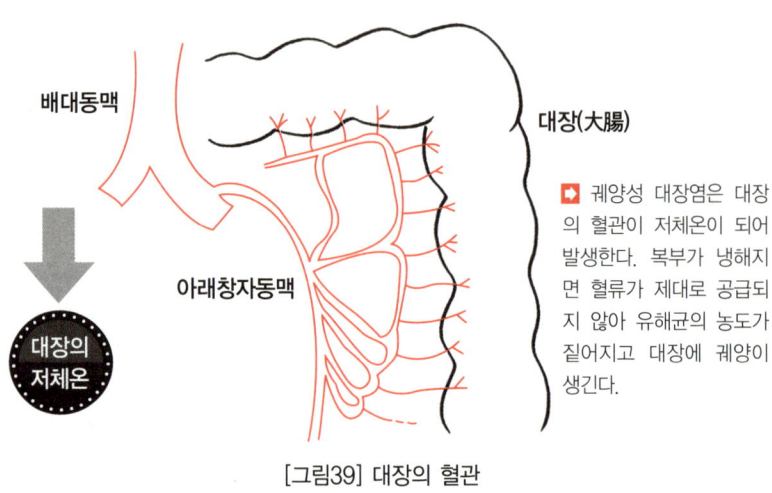

[그림39] 대장의 혈관

⑪ 크론씨병

대장에 궤양성 대장염이 있다면 소장에는 크론씨병이 있다. 증상은 궤양성 대장염과 비슷하지만 크론씨병은 소장 끝의 20~35센티미터 부위에서 일어나는 만성 장염으로 미국의 내과 의사 크론(Crohn's)이 발견했다. 소장은 인체 중에서 가장 뜨거운 곳으로 소화 흡수를 위한 마지막 단계이다. 그런데 소장이 식거나 혈액 공급이 잘 이뤄지지 않으면 염증이 발생하고 반흔화(瘢痕化, 흉터) 한다.

⑫ 헛배

소화기관의 저체온으로 발생한 가스(Gas)를 일컫는 말로 음식물이 제대로 연소되지 않아 생기는 현상이다. 이는 전분 가스와 분해 가스로 나뉘는데 90퍼센트를 차지하는 전분 가스는 탄산(Co2) 가스와 수소(H) 가스이고 나머지 10퍼센트인 단백질 분해 가스는 질소(N) 가스이다.

전분 가스는 별다른 문제가 되지 않지만 질소 가스는 건강에 유해하다. 특히 유해균을 증식시키며 냄새가 나게 하는 암모니

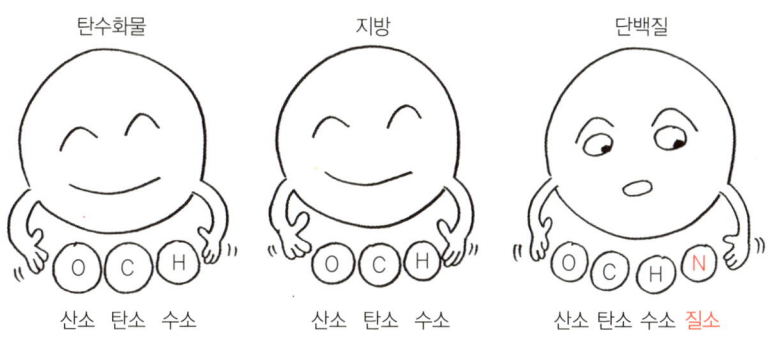

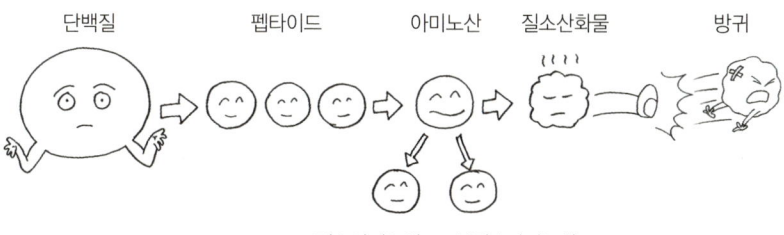

[그림40] 질소산화물의 유해성

아 가스는 단백질이 제대로 분해 되지 않을 경우 암을 키우고 아토피, 관절염, 비염 같은 질병을 불러일으킨다. 이는 단백질 분해효소(프로테아제)가 부족해 발생하기도 하며 저체온에서는 단백질이 더욱 잘 분해 되지 않아 소화불량과 설사 등을 일으키는 주범이 된다. 그러면 헛배가 부르고 장에 가스가 차서 복부가 팽창하게 되어 밥맛이 없어지고 식욕이 떨어지며 체중 감소가 발생한다.

⑬ 식도열공증

식도와 위의 경계부에 분문(噴門)이라는 곳이 있는데, 이곳은 식도를 통과해 위로 들어간 음식물이 역류하는 것을 방지하기 위한 지킴이이다. 그런데 위압과 분문의 기능 저하로 위산이 역류해 식도를 태우는 현상을 식도열공증이라고 한다. 이는 복근이 약해져 나타난 현상으로 복근, 분문의 저체온으로 발생한다. 담배를 피우거나 급하게 하는 식사, 위에서 장시간 머무는 고단백 식사 등은 위의 기능과 분문의 기능을 떨어뜨리는 저체온 현상을 불러오므로 꼭꼭 씹어서 천천히 먹는 습관을 들여야 한다. 또한 따뜻한 물을 충분히 마셔 위의 기능을 높이고 식사 후에는 정신적인 스트레스를 피해야 한다. 특히 독한 술은 식도를 많이 자극하므로 과음을 피하는 것이 좋다.

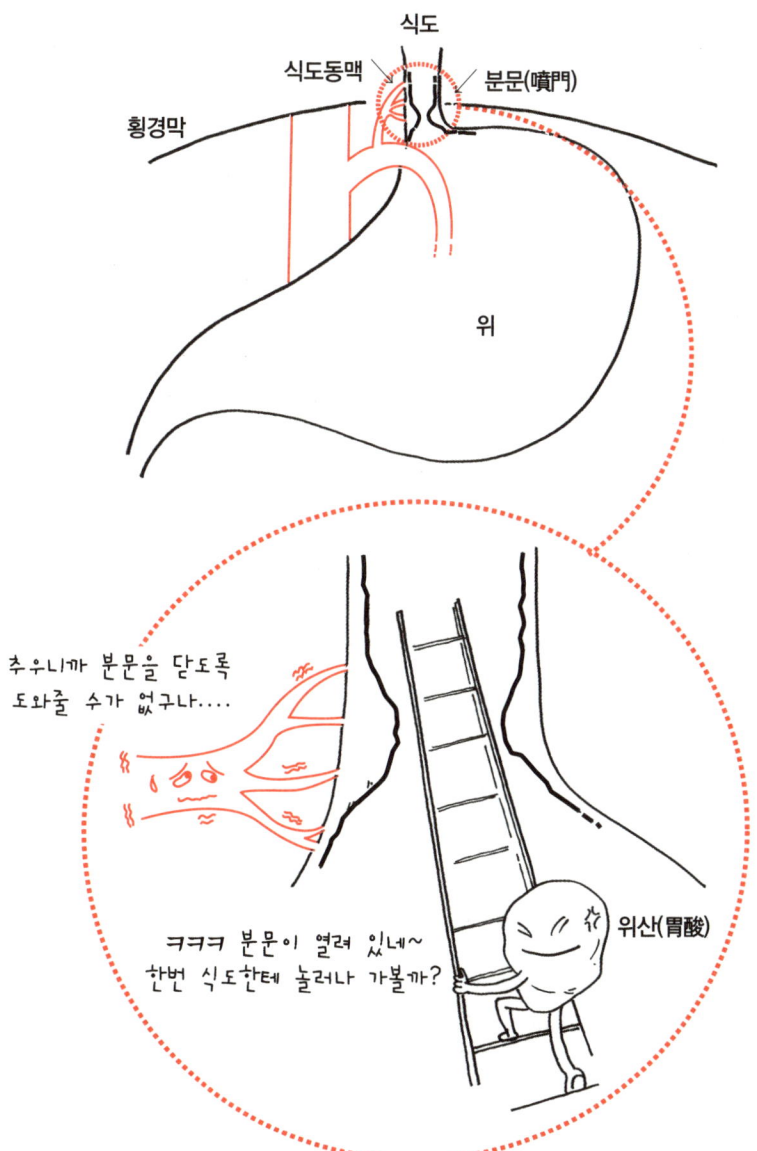

[그림41] 복근의 저체온으로 인해 위산이 역류한다.

2) 간 질환과 담낭 질환

우리 몸에서 아버지의 역할을 하는 간은 혈액의 30퍼센트 이상을 차지하며 혈액을 정화시키는 작업을 한다. 또한 1,000여 가지의 효소를 합성해 소화를 돕고 영양분의 흡수, 분해, 저장, 그리고 해독 등을 하는 매우 중요한 장기이다. 이처럼 여러 가지 업무에 시달리다 보니 온갖 질병에 노출되기 쉬운데 이는 저체온의 결과이다.

간은 우리 몸에서 가장 큰 장기로 침묵의 장기라고 불리기도 한다. 약 80퍼센트 이상이 고장 나야 아프다고 소리치며 70퍼센트나 잘라내도 일을 척척 해내는 기특하고 고마운 장기이기 때문이다.

혈관 중에는 문맥이라는 특수한 혈관이 있는데, 전체 혈액량의 30퍼센트 이상이 이곳을 지나며 그중 75퍼센트가 소화기관을 거쳐 문맥을 통해 들어오고 간동맥을 통해 25퍼센트가 들어온다. 또한 간이 필요로 하는 산소도 대부분 문맥을 통해 공급받는다.

그런데 저체온으로 혈관이 좁아지거나 막히면 간은 손상을 입게 되며 특히 발열기관으로서 제 기능을 수행할 수 없게 된다. 간의 활동에서는 간세포 내의 효소가 중요한 역할을 하며 이 효소를 만들어내는 단백질 공급이 충분치 못하면 활동이 저하된다. 이에 따라 파괴된 효소를 통해 간의 질환 상태를 검사하기도 한다. 특히 GOT, GPT, ALP, LDH, γ-GTP 등을 검사하지만 이는 간세포의 일부 기능 상태를 알기 위한 지표에 지나지 않는다.

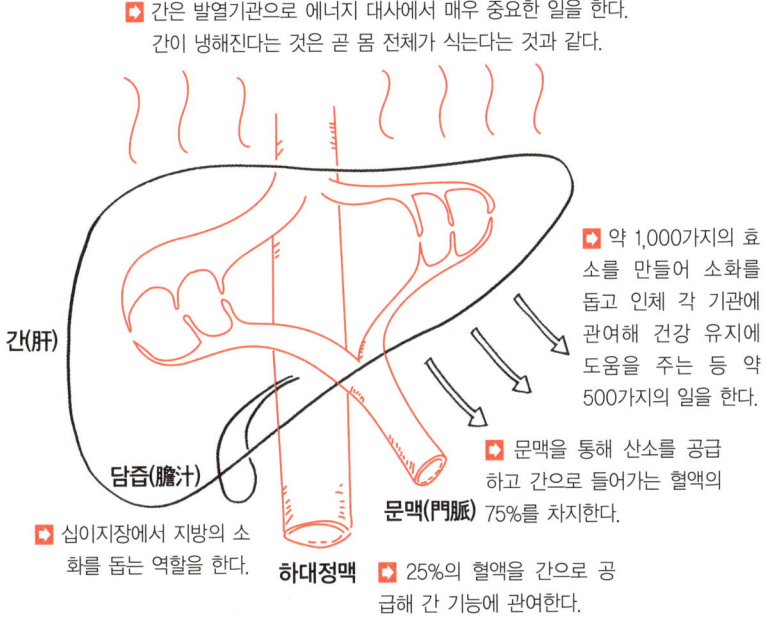

[그림42] 저체온이 되면 간이 손상을 입어 제 기능을 상실한다.

① 간염

간은 흡수력이 대단한 장기이다. 입으로 들어오는 모든 음식은 결국 소화기관을 거쳐 간을 통과해야 하며 피부로 호흡하는 모든 성분도 간으로 들어가 흡수, 분해, 해독, 저장 등의 과정을 거친다. 그러다 보니 간에는 여러 가지 쓰레기가 쌓이며 그 쓰레기를 모두 태우려면 면역력이 좋아야 하기 때문에 다른 장기보다 발열이 높게 발생한다.

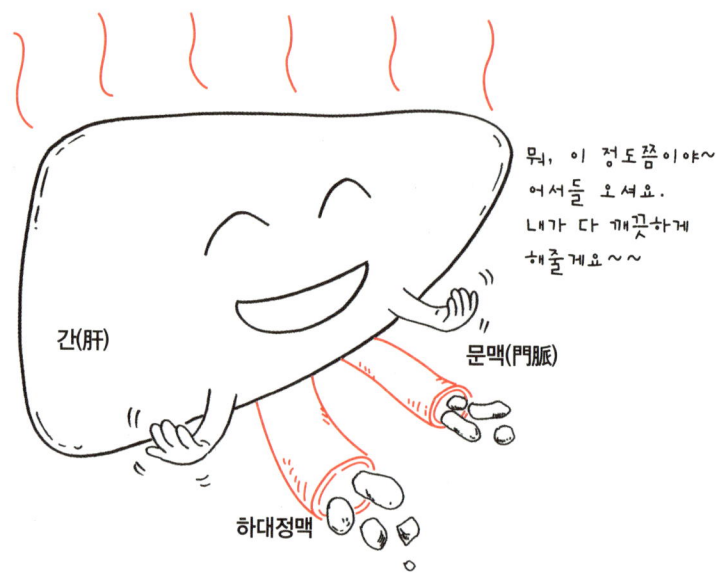

[그림43] 간은 인체 내부의 청소부이다.

그런데 쓰레기 중에는 결코 분해 및 해독되지 않는 것도 있다. 그것은 중금속이나 환경 호르몬 등으로 이런 것이 간정맥에 쌓이면 저체온에 걸리게 된다. 일단 저체온이 진행되면 콜레스테롤 등과 합쳐져 굳어지고 이는 혈류의 흐름을 방해하며 기능에 문제를 일으킨다.

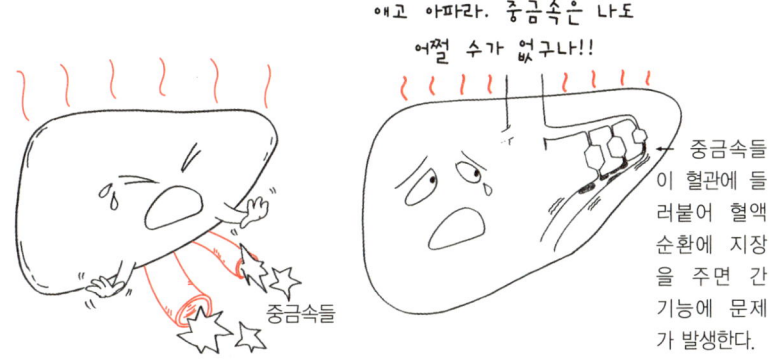

[그림44] 중금속은 간을 괴롭힌다.

그렇게 되면 바이러스나 이물질이 많아져 어쩔 수 없이 백혈구와의 전쟁이 늘어난다. 이 과정에서 발생하는 것이 바로 염증이다. 무분별한 식생활과 환경, 스트레스 등 여러 가지 요인이 작용해 저체온을 유발하고 그것이 간의 발열을 막는 것이다.

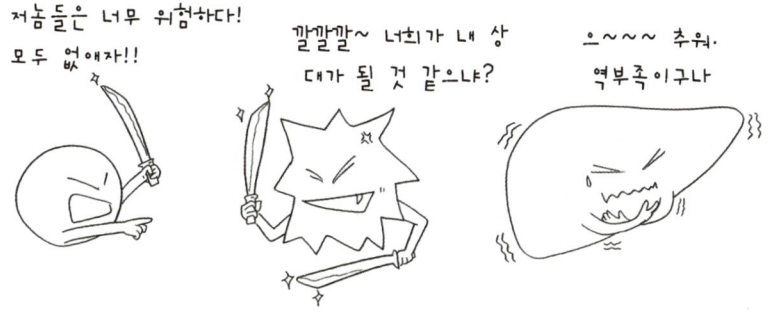

[그림45] 간의 저체온이 면역시스템의 문제를 일으킨다.

② 간경화

간의 저체온으로 간염이 진행되면 간 기능은 계속 떨어진다. 그러면 간 기능에 문제가 발생하는데 이때 슈퍼 바이러스나 해독되지 않은 중금속 등 유해물질이 계속 간을 괴롭힌다. 견디다 못한 간은 결국 강력계 형사인 T-임파구와 비밀경찰인 NK-세포들을 불러들여 한바탕 큰 전쟁을 치르게 한다.

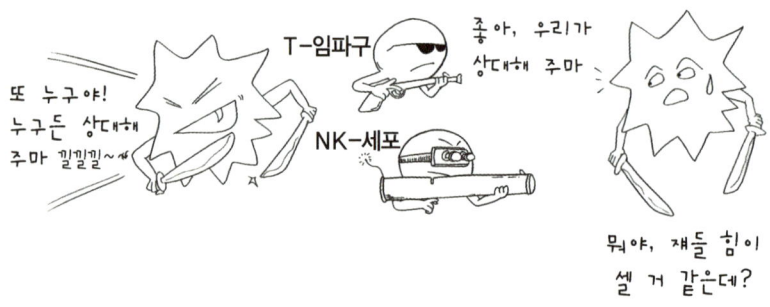

[그림46]

유해물질이 너무 많아 계속 백혈구가 죽어나가면 융단폭격을 가하게 되는데, 이때 문제가 발생한다. 유해물질만 골라서 공격하는 것이 아니라 유해물질과 같이 있는 정상세포까지 한꺼번에 폭격을 가해버리는 것이다.

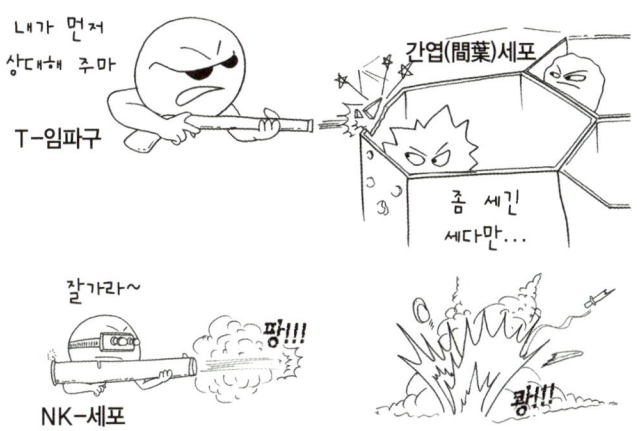

[그림47] T-임파구와 NK-세포의 기능

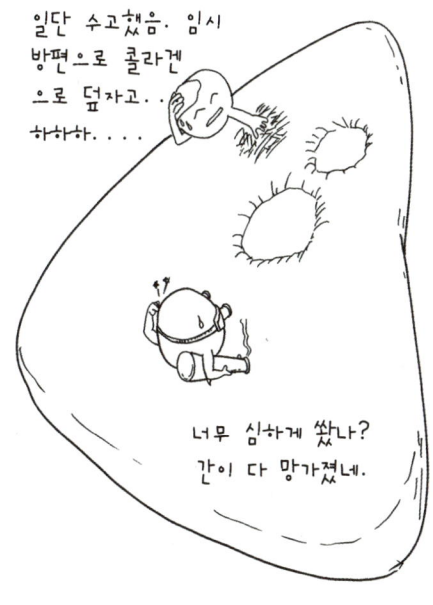

이렇게 되면 간의 손상이 더욱 커지고 간은 임시방편으로 땜질을 한다. 이때 땜질에 쓰이는 것이 콜라겐이다. 손상된 간에 덮어씌운 콜라겐이 딱딱하게 굳어진 것이 바로 간경화이다.

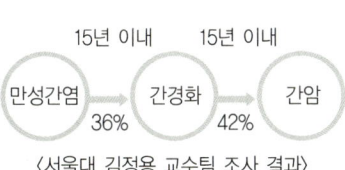

〈서울대 김정용 교수팀 조사 결과〉

[그림48] 간질환의 진행과정

PART 3 저체온으로 인한 여러가지 질병

간경화로 인한 대표적인 증상 세 가지는 다음과 같다.

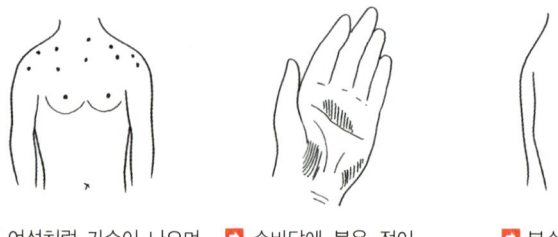

🔶 여성처럼 가슴이 나오며 (여유증) 붉은 반점이나 거미줄 같은 혈관종이 생긴다. 🔶 손바닥에 붉은 점이 생긴다. 🔶 복수가 생긴다.

[그림49] 간질환으로 인한 증상들

③ 담석증

담즙은 지방 분해효소인 리파제(Lipase)를 활성화하며 지방이 가수 분해 되기 쉽도록 유화시킨다. 또한 지용성 비타민의 흡수를 도와주는 역할을 하기도 한다. 담즙의 성분은 대부분 빌리루빈, 콜레스테롤, 담즙산, 인지질, 약간의 무기질이며 물이 97퍼센트나 차지한다. 이러한 담즙은 간→담낭→소장→간으로 순환하며 이를 장간순환(腸肝循環)이라고 한다.

그렇다면 담석증은 어떻게 나타나는 것일까? 정제된 가공식품을 섭취하면 소화되지 않아서 장 속에서 분비 배설된 담즙을 흡착시켜 대변으로 배설되지 않고 자꾸 간으로 되돌아간다. 이로 인해 담즙이 진하게 농축되면서 돌로 변하고 만다. 또한 간의 기능이 떨어지면서 간의 저체온이 영향을 미쳐 콜레스테롤 등 여러 가지 물질이 식어 뭉치는 것이 담석증이다.

담석이 담낭관을 막으면 담즙 흐름이 원활하지 못하고 심한 통증과 압박으로 고통이 뒤따른다. 이 경우 해당 부위에 찜질을 해주고 섬유질 위주의 식사를 하면서 육류는 한동안 섭취를 금해야 한다.

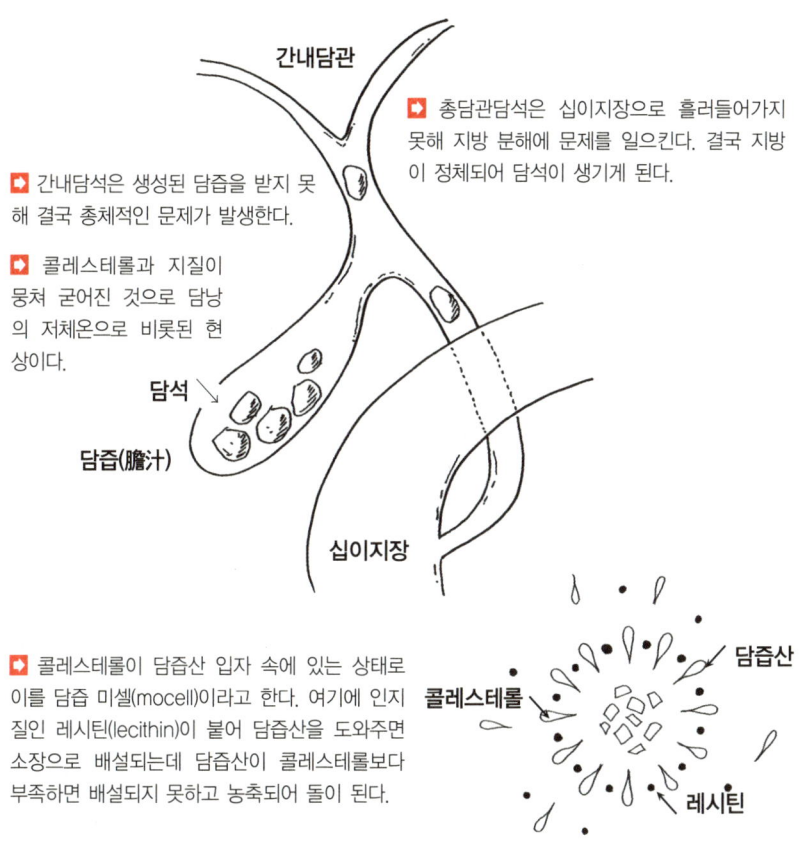

[그림50]

PART 3 저체온으로 인한 여러가지 질병

④ 복수

간의 저체온으로 인한 최종 단계로 간경화나 간암이 진행되면 나타날 수 있는 현상이다. 간의 기능이 떨어지면 더 이상 해독할 수 없게 된다. 그러면 마지막 단계로 바이러스나 균, 이물질을 수분으로 잡아둔다. 그런데 해독해야 할 양이 너무 많다 보니 가장 넓은 장소인 복막 쪽을 이용하게 되는 것이다. 복수가 찰지라도 병원에서 모든 복수를 빼내지 않는 이유가 여기에 있다. 복수를 모두 빼버리면 독의 농도가 높아져 생명이 위험해질 수 있기 때문이다.

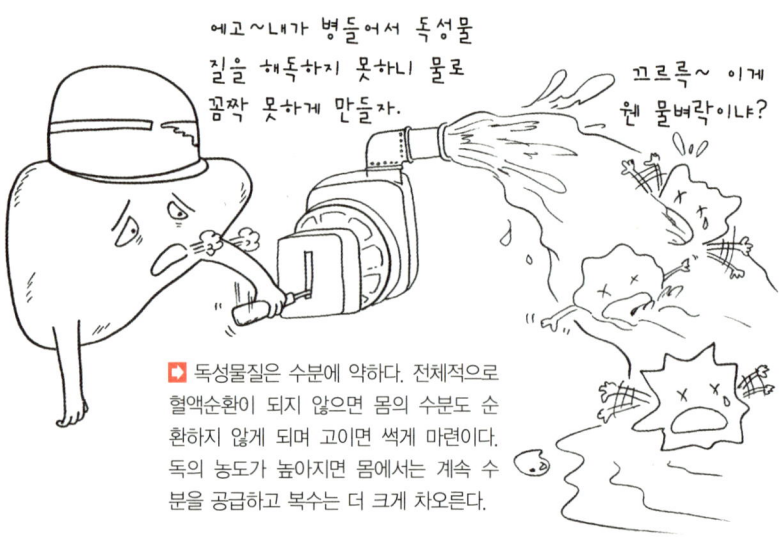

➡ 독성물질은 수분에 약하다. 전체적으로 혈액순환이 되지 않으면 몸의 수분도 순환하지 않게 되며 고이면 썩게 마련이다. 독의 농도가 높아지면 몸에서는 계속 수분을 공급하고 복수는 더 크게 차오른다.

➡ 복수는 소장이 있는 쪽으로 장기 중에서 가장 뜨거운 곳이다. 소장의 체온을 높이기 위해 복수 쪽에 체열기나 뜨거운 팩 등을 올려놓고 몸에 무리가 가지 않게 찜질을 해주면 좋다.

[그림51] 복수의 원인과 결과

복수가 찼다는 것은 혈액순환이 멈췄다는 것을 의미하며 간에서 소화효소가 나오지 않아 어떤 것을 섭취해도 소화 흡수가 어려워진다. 단 하나 복수 쪽의 체온을 높여 혈액순환을 도와주면 몸을 정화시킬 수 있다. 이때 간이 지쳐 있으므로 쉬게 해주면서 적은 양의 영양식을 보충해 주며 추이를 주의 깊게 지켜보아야 한다.

3) 비만

최근 사회적으로 매우 관심이 높은 질환 중 하나인 비만은 저체온의 결과로 나타난다. 비만은 크게 두 가지로 나눌 수 있다. 하나는 체지방이 많이 나가는 과체중 비만이고 다른 하나는 날씬해 보이기는 하지만 근육량이 적은 마른 비만이다. 어떤 비만이든 이것은 모두 저체온의 결과로 나타난 현상이다.

비만은 몸에서 지방이 차지하는 비율이 높다는 것을 의미하며 남성은 25퍼센트, 여성은 30퍼센트 이상이면 비만으로 간주한다. 최근에 세계적인 건강 문제 권위자들은 우리가 하루에 지방으로부터 섭취하는 칼로리가 10~20퍼센트를 넘어서면 안 되며 그중에서도 포화지방이 절반 이상이면 좋지 않다고 말한다.

하지만 현재 우리의 식습관을 보면 지방 섭취는 총 에너지 소비의 약 40퍼센트가 넘고 있으며 포화지방이 불포화지방보다 4배나 더 많다. 그 결과 심장병, 당뇨병, 담낭병, 그리고 암의 발생이 갈수록 증가하고 있다.

〈표〉 비만측정법

1. 원법: 신장(cm)-100 = 표준체중(kg)
2. 변법: 신장 165cm 이상   신장-110 = 표준체중
   　　　신장 164~151cm   신장-105 = 표준체중
   　　　신장 150cm 이하   신장-100 = 표준체중

비만도 판정은 개인의 표준체중을 통해 측정한다
1. 10퍼센트 초과 = 체중과다
2. 20퍼센트 초과 = 비만증

▶ 심장질환, 신장병, 당뇨병, 통풍 같은 질병 상태에서는 표준체중의 10퍼센트만 초과해도 치유되기 어려운 것으로 간주된다.

비만은 지방세포 수가 늘어나 생기는 것으로 제1형 비만과 제2형 비만으로 나뉜다. 제1형 비만은 성인의 비만에서 흔히 볼 수 있는 것으로 지나친 음식 섭취, 운동 부족, 그리고 스트레스 등으로 지방세포의 크기가 증가한 현상이다. 하지만 이것은 저열량식과 운동으로 정상화가 가능하다.

제2형 비만은 소아기 비만형으로 유전적 요소와 함께 무절제한 식습관에 따른 인슐린 과다 분비, 갑상선호르몬으로 인한 지나친 부신피질호르몬 분비, 영양의 불균형으로 발생한다. 이 비만은 어린시절에 이미 지방세포가 형성된 것이기 때문에 성인이 된 후에 식사요법이나 운동을 해도 체중 감소의 효과를 기대하

기가 어렵다. 따라서 소아기에 비만증이 되지 않도록 주의해야 한다.

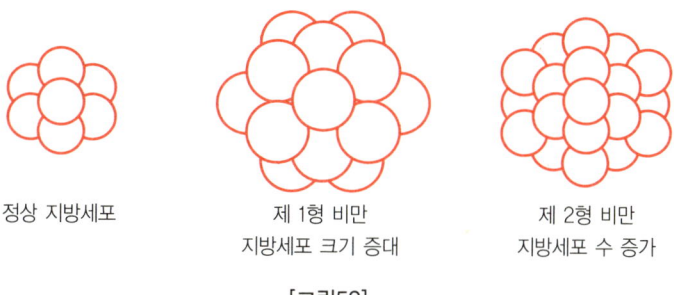

[그림52]

부모의 체중 상태	태어난 자녀의 비만률
정상체중	9%
한쪽 부모 비만	40%
양쪽 부모 비만	80%

[그림53] 부모의 체중과 자녀의 비만률

비만은 과체중을 의미하며 이는 우리 몸을 저체온으로 만든다. 저체온으로 만든다는 것은 지방이 형성되어도 혈관이 함께 확장되거나 생성되지 않는다는 것을 의미한다. 혹시 지방흡입술 장면을 본 적이 있는가? 이것은 원심분리기로 배에 있는 복부지방을 흡입하는 것인데 이때 피가 섞여 나오지 않는다. 이것은 복부지방에 형성된 지방에는 혈관이 없다는 것을 의미한다. 이처럼 지방 형성과 혈관의 생성은 별개의 문제다.

물론 혈류를 방출하는 심장의 문제는 이와 다르다. 지방이 만들어지면 혈관은 신축성과 탄력성을 잃게 되고, 지방이 혈관을 압박해 정상적인 혈류가 이뤄지지 않는다.

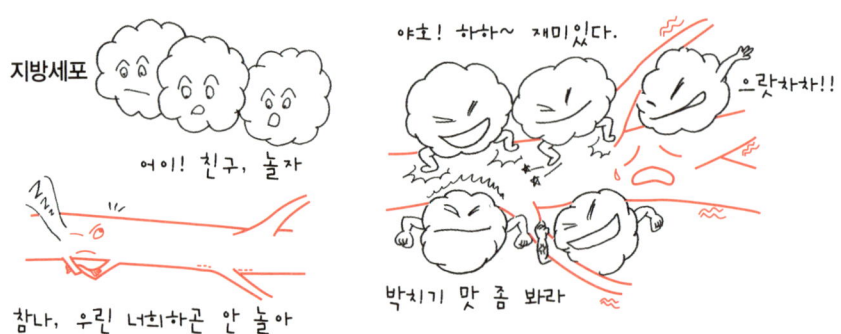

➡ 지방이 형성된다고 해서 혈관이 생성되는 것은 아니다.

➡ 지방은 혈관의 신축성, 탄력성을 떨어뜨린다

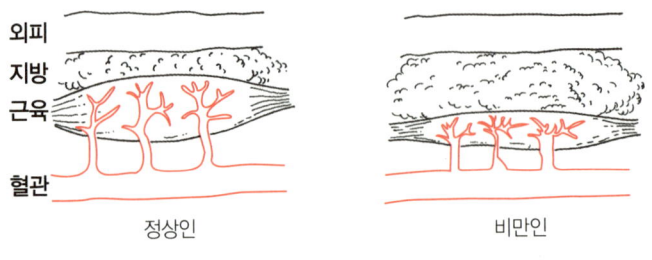

➡ 지방이 많이 형성되면 혈관이 압박을 받는다

[그림54]

그러면 심장에서는 전신에 혈류를 보내기 위해 더욱 압력을 가한다. 이것이 바로 고혈압이다. 이때 심장이 지쳐서 혈류의 양이 미치지 못하면 저혈압이 나타나게 된다. 이러한 현상은 모두 저체온과 밀접한 관련이 있다.

몸속에 지방이 많으면 몸의 체온과 심장의 기능이 떨어지며 특히 심장에 협심증이나 관상동맥 같은 질환이 생긴다. 나아가 혈류가 전신에 골고루 퍼지지 못해 몸이 차가워지고 손발이 저리는 등 신진대사에 문제가 발생한다.

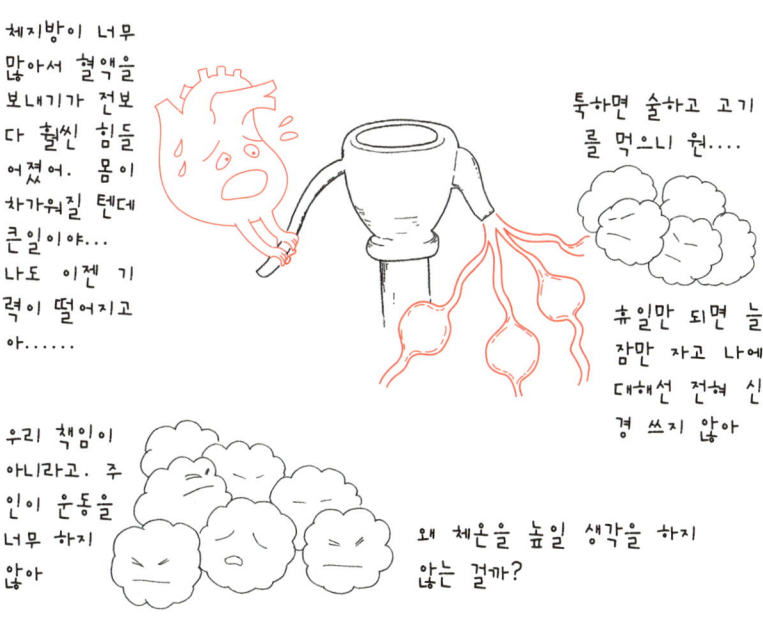

[그림55]

특히 복부비만은 비만 중에서도 가장 큰 문젯거리로 두각을 나타내고 있다. 몸의 균형을 완전히 무너뜨리고 온갖 질병의 원인을 제공하기 때문이다. 무엇보다 복부에는 소장이 있고, 소장은 인체 내에서 가장 뜨거운 장기로 음식물의 소화를 담당한다. 만약 소장이 차가워지면 체온을 유지하기 위해 복부지방이 형성된다. 또한 소장이 차가워지면 소화를 해낼 수 없어 툭 하면 설사가 발생하고 고기를 먹으면 가스가 차기도 한다.

소장은 생명의 장기이기 때문에 생명을 유지하기 위해 차가움을 방지하고자 두터운 지방이 형성되는 것이다. 복부지방 흡입술을 하고 나서 시간이 지나면 또다시 복부에 지방이 생기는 이유가 바로 여기에 있다.

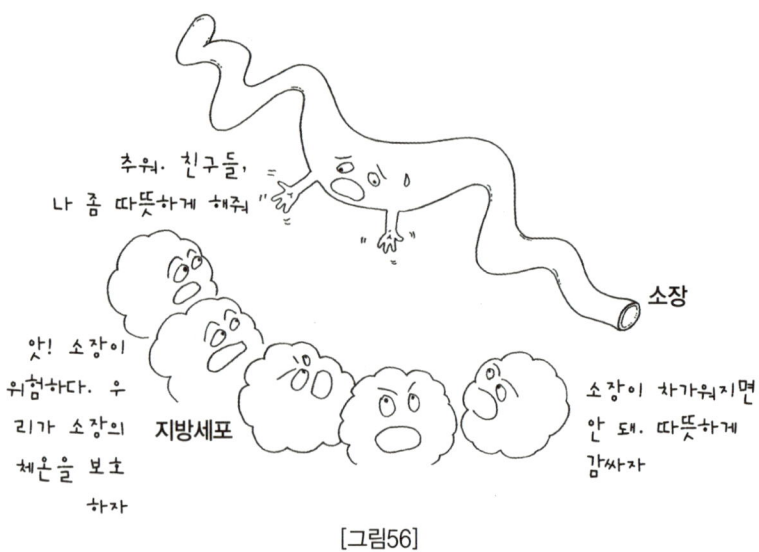

[그림56]

또한 복부에는 대장도 있다. 장내에는 유익균과 유해균이 공존하는데 대장이 차가워지면 이 균형이 깨지게 된다. 이때 유해균의 비율이 서서히 올라가며 그러면 지독한 방귀가 나오고 어깨결림, 비염, 두통 등이 발생하는 것은 물론 변비에 걸리고 만다. 이것을 막기 위해 복부지방, 즉 내장지방이 생기는 것이다. 맥주를 즐겨 마시는 사람이 배가 많이 나온 이유도 이 때문이다. 맥주는 대개 차게 마시기 때문에 차가운 맥주가 장을 차갑게 하는 바람에 장에서 체온 유지를 위해 지방을 형성하는 것이다. 그렇다고 맥주를 데워서 마실 수는 없으므로 가능한 절제하는 것이 좋다.

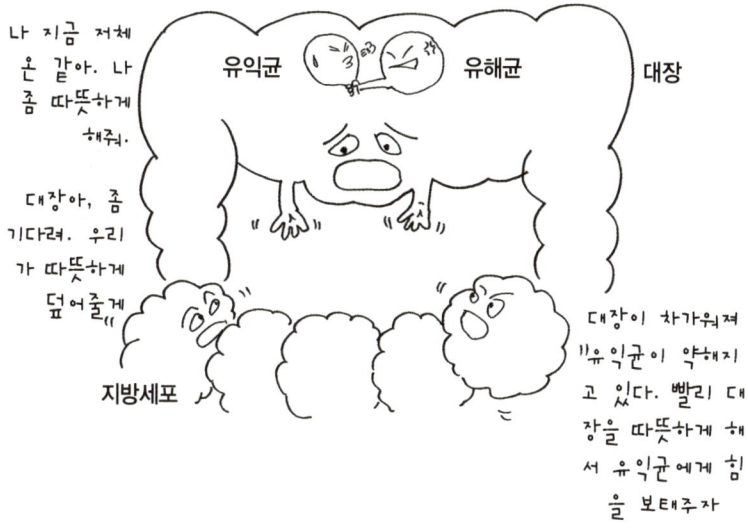

[그림57]

비만인들은 정상인들보다 세포 내의 대사율이 떨어진다. 한 세포 내에는 평균 400개의 세포문이 있으며 세포 안에서 에너지를 만들어내는 미토콘드리아라는 발전소는 약 100개 이상이 있다. 그런데 비만인은 정상인보다 이 수치가 떨어진다. 이 경우 음식 섭취에 따른 연소율이 낮아질 수밖에 없다. 아무리 좋은 영양을 섭취해도 세포 내에서 연소시키지 못하면 영양소는 그저 몸에 축적될 뿐이다. 이로 인해 비만이 시작되고 나아가 이것은 저체온으로 이어진다. 또한 세포 내에서 영양을 과잉 연소시키는 문제도 발생한다. 이렇게 발생한 활성산소는 여러 가지 질병의 원인이 된다. 활성산소가 각 장기를 공격해 질병을 일으키고 공격받은 장기는 저체온이 되는 악순환이 반복되는 것이다.

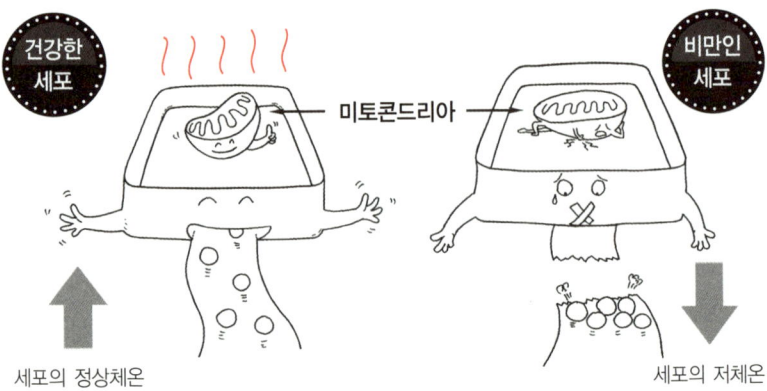

➡ 건강한 세포의 미토콘드리아는 크게 활성화 되어 있고, 개체수도 많지만 나약한 저체온 세포의 미토콘드리아는 비활성화로 인하여 과다한 활성산소를 만들어내어 장기를 저체온으로 위협하고 몸을 냉하게 만들어 비만으로 향하게 한다.

[그림58] 세포의 문과 미토콘드리아의 관계

▶ 내장비만은 생활습관병의 시초라고 할 수 있다. 내장에 지방이 형성되는 것은 내장을 보호하려는 일종의 항상성의 원리이다. 만약 내장의 저체온이 진행되고 있는데 지방이 만들어지지 않으면 설사를 동반하기 때문에 어떤 철인도 한 달을 넘기지 못하고 쓰러지고 만다. 어쨌든 내장비만은 만병의 시초이므로 복근의 체온을 높여 초기에 관리를 해야 한다.

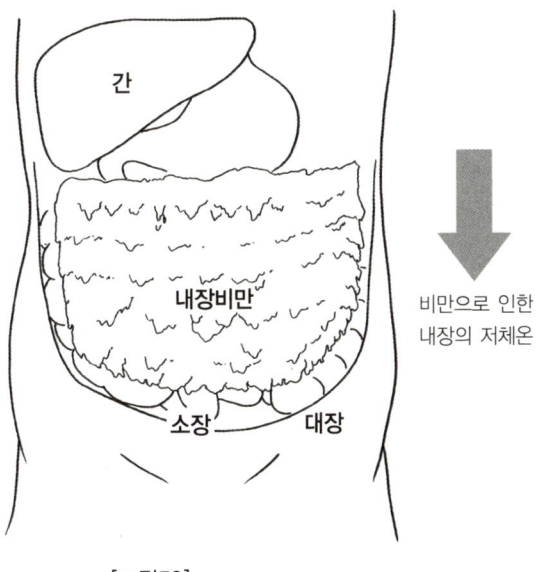

[그림59]

4) 당뇨

국민병으로 일컬어지는 당뇨는 한번 걸리면 절대 고칠 수 없다는 인식 때문에 수많은 치료법이 나오고 있지만 당뇨환자는 갈수록 늘어나고 있다. 췌장의 저체온으로 시작되는 당뇨병은 과연 체온 상승으로 치료가 가능할까?

소변에 당이 나오는 양은 정상인의 경우 80mg/dℓ~120mg/dℓ이며, 공복 시에도 100mg/dℓ 이하로 떨어지지 않는다. 또한 식후 30분에도 120mg/dℓ~130mg/dℓ를 넘지 않는다. 130mg/dℓ를 넘게 되면 췌장의 β-세포에서 인슐린이 나와 혈당치를 조절해 준다.

그러나 170mg/dℓ가 되면 신장은 위험수위를 넘었다고 판단해 소변으로 배출시키는데 이때부터 당뇨병이라고 판단한다.

당뇨병은 크게 제1형 당뇨와 제2형 당뇨로 나뉘며 지금은 복합성 당뇨가 많이 발생하고 있다. 즉, 과거처럼 구분되는 것이 아니라 두 가지가 같이 발생하는 것이다. 당뇨의 원인은 한 가지로 단정 짓기가 어려우며 이에 따라 치료 방법도 여러 가지가 있고 시간도 많이 걸린다.

종류	같이 사용하는 용어	당뇨병 비율	발생원
제 1형 당뇨	소아형 당뇨 인슐린 의존형 당뇨	10% 이상	췌장
제 2형 당뇨	성인형 당뇨 인슐린 비의존형 당뇨	90% 미만	세포

[그림60] 〈표〉 당뇨병의 종류

췌장에서 나오는 인슐린은 포도당을 세포까지 운반하는 역할을 한다. 식사 후 포도당의 수치가 올라가면 인슐린이 분비되어 혈당량을 조절해 주고 반대로 굶거나 운동을 할 때는 포도당의 소모가 많아져 간에 저장되었던 포도당을 재분비함으로써 몸의 균형을 맞추려 한다.

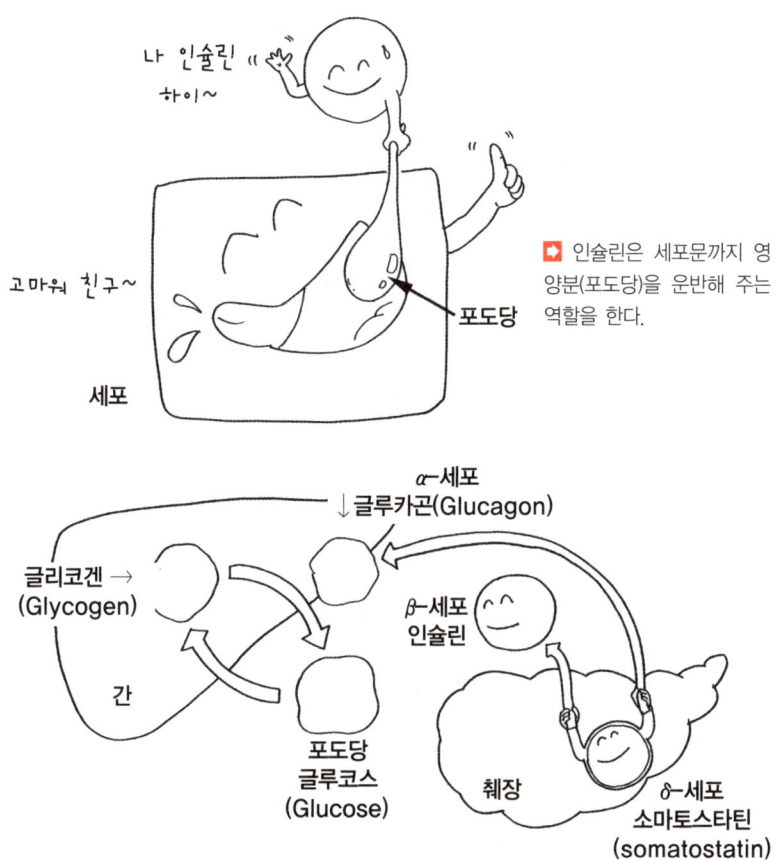

➡ 인슐린은 세포문까지 영양분(포도당)을 운반해 주는 역할을 한다.

➡ δ-세포인 소마토스타틴은 β-세포와 α-세포를 조절해 주는 매우 중요한 역할을 한다. 시상하부는 둘의 균형이 깨지지 않도록 명령을 내린다.

[그림61]

소아형 당뇨는 췌장에서 인슐린 분비가 억제되어 발생한다. 따라서 왜 췌장에서 인슐린 분비가 억제되었는지에 초점을 맞춰야 치료를 할 수 있다. 물론 유전학적으로 선천적 질환을 갖고 태어나기도 하지만 소아형 당뇨는 분명 췌장의 인슐린을 분비하는 β-세포의 문제라고 볼 수 있다. 그렇다면 왜 β-세포에서 인슐린 분비가 억제되었을까? 이는 췌장의 저체온으로 빚어진 결과이다.

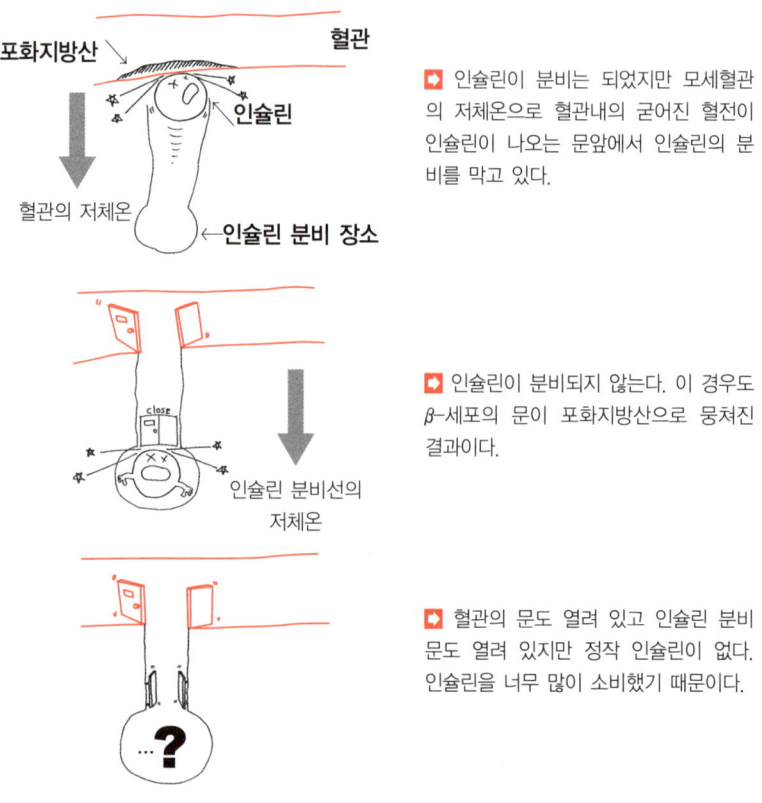

[그림62] 소아형 당뇨의 원인

소아형 당뇨가 발생하는 원인 중 하나는 아기가 울 때마다 먹을 것을 주었기 때문이다. 비록 말을 못하는 아기라 할지라도 자기가 울면 젖을 준다는 것은 인식한다. 커가면서 아기 때의 습관은 계속 나오는데 그때마다 아이가 원하는 음식, 즉 기름지고 입맛에 좋은 음식을 주면 결국 인슐린이 고갈되고 만다. 아무리 우물이 풍족해도 무분별하게 퍼 올리면 결국 바닥을 드러내는 것과 같은 이치이다. 이는 췌장의 저체온을 일으키며 그로 인해 대사 과정이 원활하게 이루어지지 않는다는 뜻이다.

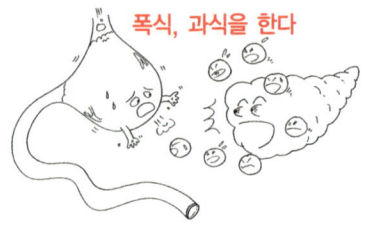

🔴 폭식과 과식은 인슐린 분비를 높여 고갈시켜 버린다.

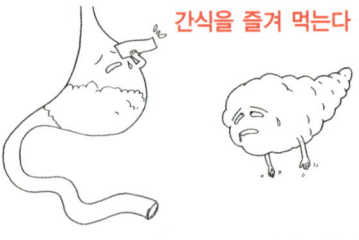

🔴 간식은 인슐린을 자주 분비시켜 인슐린 시스템에 문제를 일으키고 결국 말라버리게 만든다.

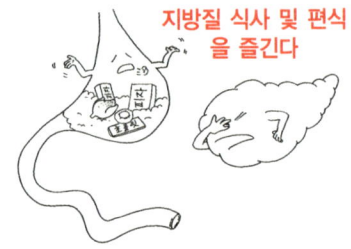

🔴 지방질 식사나 고열량 식사는 췌장에 큰 부담을 안겨주며 췌장의 인슐린 분비를 막는다.

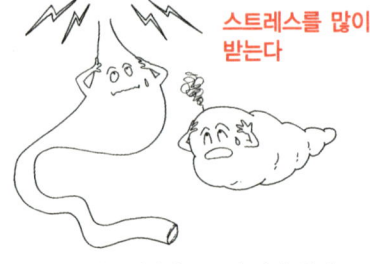

🔴 스트레스는 에너지 소모가 많아 췌장 α-세포에서 글루카곤을 분비시키며 인슐린의 수치도 높인다.

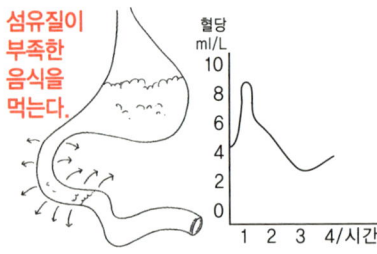

🔴 섬유질이 부족한 음식을 섭취하면 장을 빨리 통과해 혈당을 급격히 높인다. 그러면 인슐린이 빨리 고갈된다.

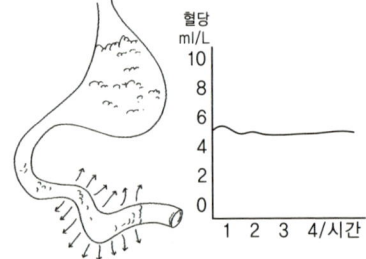

🔴 섬유질이 풍부한 음식을 섭취하면 영양소가 섬유질과 결합되어 위와 장을 천천히 통과하면서 적당하게 흡수된다. 이에 따라 혈당도 서서히 올라가기 때문에 췌장과 인슐린에 부담을 주지 않는다.

[그림63] 인슐린이 고갈되는 몇 가지 예

세포에는 수많은 수용체(Receptor)가 있는데, 이 수용체는 세포가 필요로 하는 물질을 통과시키는 문이다. 흥미롭게도 포도당, 단백질, 비타민 등 영양소에 따라 들어가는 문이 다르다. 비타민이 단백질의 문을 아무리 들어가려 해도 절대로 열리지 않는다. 정확한 인지 정보에 따라 필요한 물질만 그 문으로 들어갈 수 있기 때문이다.

세포의 수용체는 반드시 초인종을 눌러야만 문이 열리며 그것도 안에서 확실히 확인한 후에 열어준다. 비슷하게 생겼어도 안에서 이상하게 생각하면 절대로 문이 열리지 않는다. 그런데 요즘에는 세포가 필요로 하는 물질과 상당히 유사해 수용체까지 깜박 속는 환경 호르몬이 등장해 큰 문제가 되고 있다.

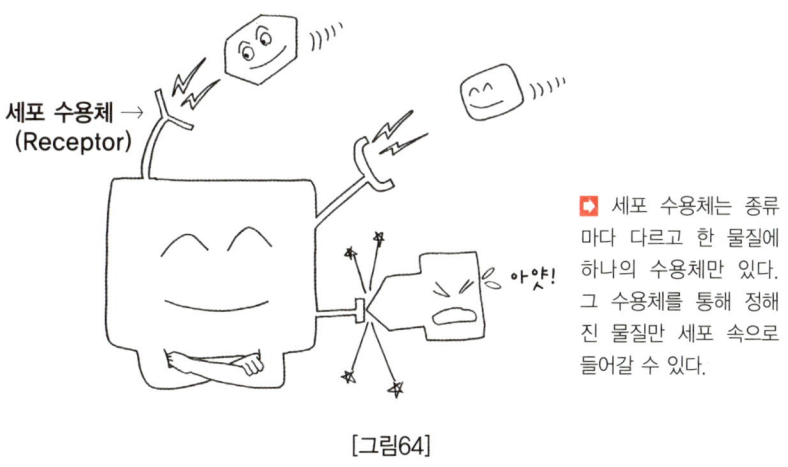

[그림64]

▶ 세포 수용체는 종류마다 다르고 한 물질에 하나의 수용체만 있다. 그 수용체를 통해 정해진 물질만 세포 속으로 들어갈 수 있다.

성인형 당뇨는 소아형 당뇨와 확연히 다르다. 식사 후 인슐린이 분비되거나 에너지가 필요해지면 간에 있는 글루카곤이 췌장의 α-세포로부터 명령을 받아 포도당으로 분비된다. 그리고 포도당을 세포까지 가져간 다음 세포 안으로 건네주기 위해 초인종을 누르는 것까지는 별 문제가 없다.

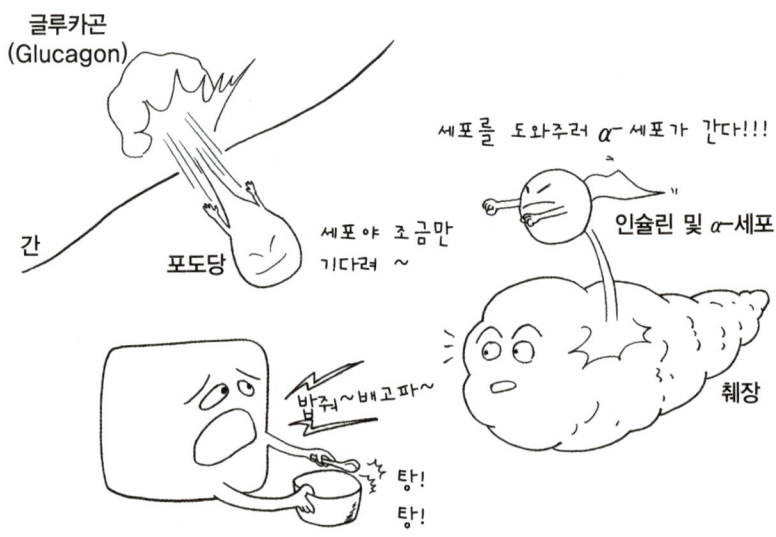

▶ 혈액의 에너지를 쓰고 나면 α-세포에 의해 간에 저장되어 있던 포도당 전구물질을 포도당으로 변화시켜 혈액 내 정상 혈당을 유지한다.

[그림65]

문제는 바로 이 순간에 발생한다. 인슐린이나 α-세포의 포도당을 세포가 안에서 확인하고도 문을 열어주지 않는 것이다. 또 다른 문제로는 초인종 자체가 고장 나는 경우가 있다. 예를 들어 계단이 없고 엘리베이터만 있는 빌딩 20층에서 자장면을 시켰다고 가정해 보자. 최고급 요리사가 아무리 맛있는 자장면을 만들어 배달을 왔어도 엘리베이터 문이 열리지 않거나 벨이 고장 나 엘리베이터가 인식하지 못하면 굶을 수밖에 없다. 마찬가지로 성인형 당뇨는 인슐린이 분비되어도 세포의 문과 초인종에 문제가 있는 질환이다.

➡ 성인형 당뇨의 커다란 원인 중 하나는 초인종을 눌러도 세포가 문을 열어주지 않는다는 것과, 초인종 자체가 고장나 세포의 문이 인식하지 못하는 것이다.

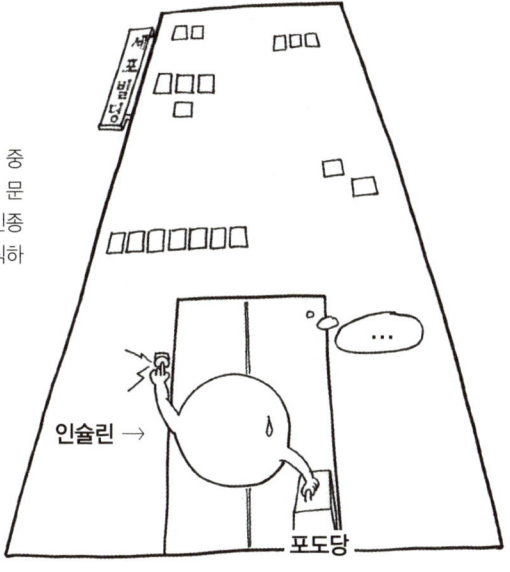

[그림66]

세포의 문이 고장 난 이유는 저체온으로 인해 포화지방산이 굳어졌기 때문이다. 잔칫날 고기를 삶고 난 육수가 식으면 하얗게 굳는 것처럼 우리가 섭취하는 포화지방은 우리 몸에서 녹는 점이 낮아 굳게 되어 있다. 이것은 심장 질환을 일으키는 주범이기도 하다. 이 포화지방산이 콜레스테롤, 불용성 칼슘, 미네랄, 이물질과 뭉쳐 세포의 문을 망가뜨린다.

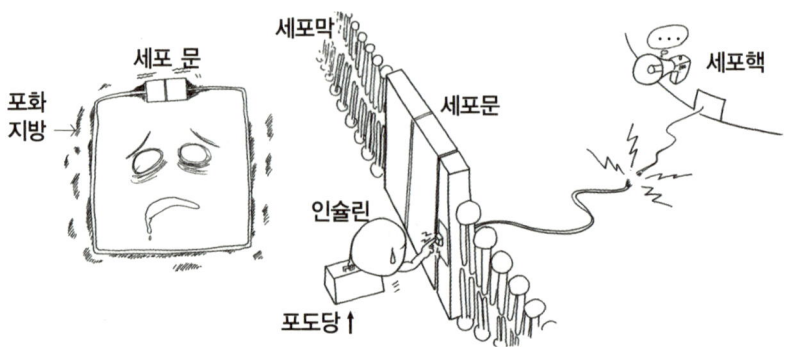

▶ 초인종의 고장은 화학적 전기선이 저체온으로 얼어서 망가진 것이다. 인슐린이 포도당을 갖고 와 초인종을 누르면 세포 내에서 전기적 신호를 통해 확인하고 문을 열어준다. 전기적 신호에 필요한 성분은 나트륨(Na)이나 칼륨(K) 등의 미네랄이다. 결국 이러한 성분이 저체온으로 인해 제대로 공급되지 못해 문제가 발생한 셈이다.

[그림67]

5) 심혈관계 질환

우리 몸이 저체온이 되지 않도록 늘 애쓰는 장기가 바로 심장이다. 심장은 하루 10킬로미터의 혈관에 문제가 생기지 않게 몸 속 구석구석까지 혈액을 보내 세포에게 산소와 영양분을 공급하기 위해 쉬지 않고 펌프질을 한다. 그런데 뜨거운 장기 중 하나인 그 심장이 천천히 식으면서 나타나는 것이 심혈관계 질환이다.

가만히 있으면 우리 몸은 차가워지는데 이것은 겨울에 집이 난방이 되지 않아 썰렁해지는 것과 같다. 과거에 주로 농사를 지으며 생활하던 우리 조상들은 심장에 무리가 가지 않는 식생활과 노동을 통해 강하고 힘찬 심장을 갖고 있었다. 하지만 현대인의 심장은 과거에 비해 현저히 차가워지고 있다. 기름기 있는 식생활과 무절제한 생활습관, 그리고 심한 환경적 스트레스로 심장이 점점 차가워지고 있는 것이다.

심장이 차가워지면 우리 몸은 서서히 굳어간다. 그렇게 굳은 곳에서 암이나 관절염, 기타 여러 가지 질병이 발생하게 된다. 대표적인 예가 바로 심장 박동수이다. 안정 상태에 있을 때 각 연령층의 표준 박동수는 유유아가 100~140, 초등학생이 80~90, 청장년이 60~80, 노인이 60~70이고 여성은 남성보다 많다. 심장 박동수가 떨어진다는 것은 심장이 식어간다는 것을 의미한다.

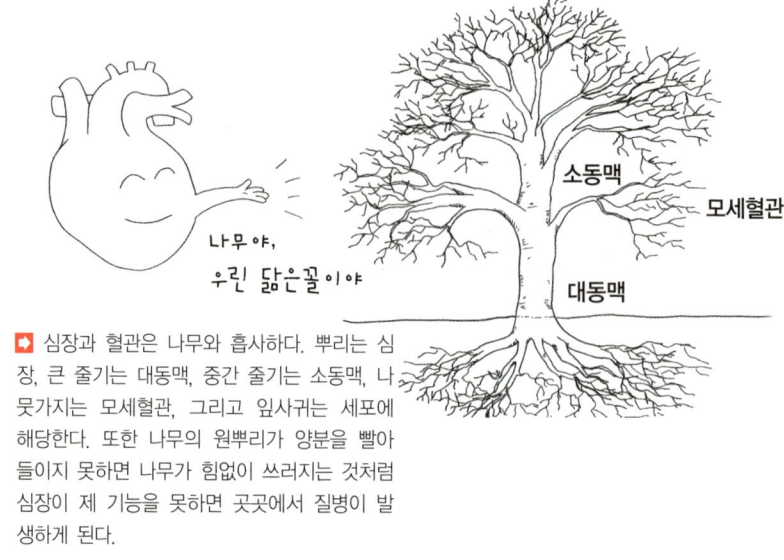

▶ 심장과 혈관은 나무와 흡사하다. 뿌리는 심장, 큰 줄기는 대동맥, 중간 줄기는 소동맥, 나뭇가지는 모세혈관, 그리고 잎사귀는 세포에 해당한다. 또한 나무의 원뿌리가 양분을 빨아들이지 못하면 나무가 힘없이 쓰러지는 것처럼 심장이 제 기능을 못하면 곳곳에서 질병이 발생하게 된다.

[그림68]

 심장은 총길이 9만 6,000킬로미터에 혈액을 공급하기 위해 하루에 10만 번이나 펌프질을 한다. 이것은 1만 5,000리터, 즉 30만 톤에 해당하는 어마어마한 수치이다. 또한 0.3초에 약 70 cc(ml)의 혈액을 내뿜으며 0.5초 가량 휴식을 취한다. 이 박동수는 개인차가 있지만 평균 1분에 70회 정도이다. 물론 잠을 잘 때는 55회로 떨어진다. 이렇게 펌프질을 한 혈액이 온몸을 도는 데 걸리는 시간은 고작 20초 가량이다. 그런데 이렇게 쉬지 않고 움직이는 심장도 노화가 찾아온다. 물론 더 많이 박동하면 박동한 만큼 덜 쓰면 덜 쓰는 만큼 노화 속도가 달라지며 심장의 노화는 곧 저체온을 의미한다.

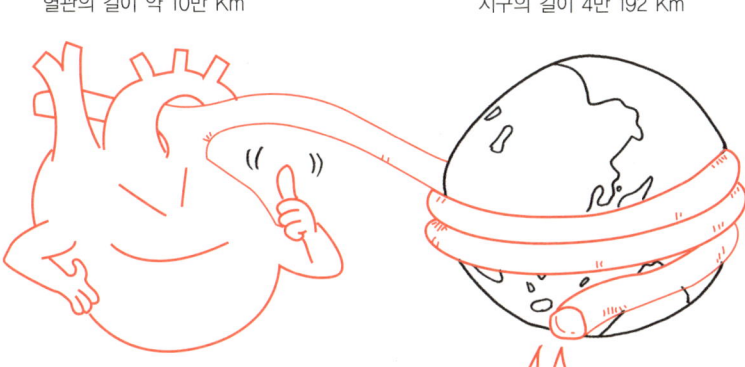

➡ 혈관의 길이는 지구의 두 바퀴 반이나 된다.
이 길이를 단 20초 만에 돌아서 심장으로 되돌아온다.

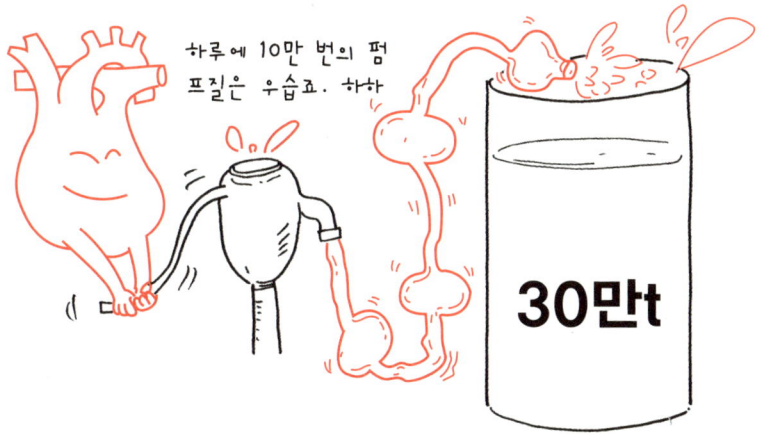

➡ 심장의 하루 펌프질은 10만 번 정도로 70세 기준으로 약 26억 번을 한다.
하지만 나이를 먹으면 심장의 저체온으로 펌프질의 횟수가 줄어든다.

[그림69]

① 협심증

심장은 혈액을 전신에 골고루 공급해 주는데 그중 5퍼센트는 자신이 펌프질을 잘할 수 있도록 사용한다. 협심증이란 3개의 관상동맥혈이 노폐물로 막혀 자신이 써야 할 혈액 5퍼센트를 제대로 쓰지 못해 생기는 질병이다. 다시 말해 심장의 저체온으로 혈전이 심장을 둘러싸고 있는 관상동맥을 막아 생기는 것이다.

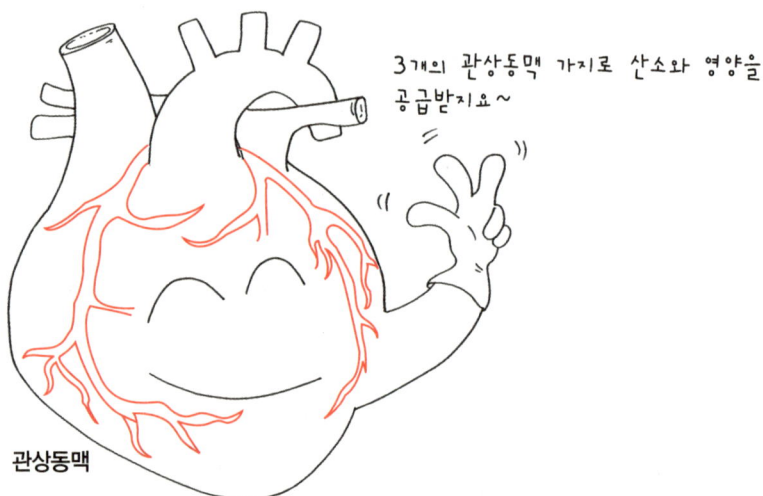

▶ 심장은 전체 혈액의 5퍼센트를 자신을 위해 사용한다. 이 5퍼센트가 관상동맥 3개를 통해 산소와 영양을 공급하는 것이다. 이를 일명 시드머니(Seed money)라고 부른다.

[그림70]

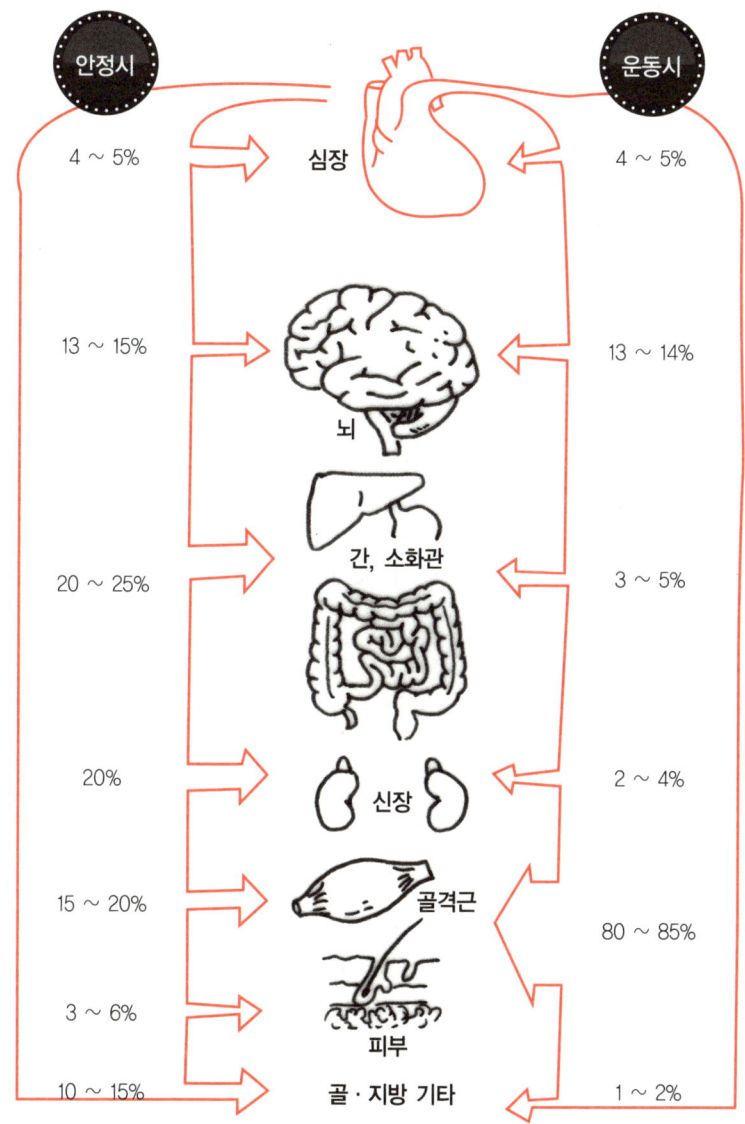

[그림71]

PART 3 저체온으로 인한 여러가지 질병

심장에게 가장 필요한 것은 산소이다. 산소는 심박동수를 늘리며 지치지 않게 하는 원동력이기 때문이다. 따라서 산소가 태워질 때 사용할 영양소도 공급받아야 한다. 관상동맥으로부터 영양소를 공급받아야 저체온이 되지 않는다. 그런데 우리가 섭취하는 음식에는 수많은 화학성분이 들어 있으며 특히 육식이나 칼슘 함량이 많은 식품은 콜레스테롤과 합쳐져 혈전(血栓)이라는 걸림돌을 만들어낸다. 이 혈전은 심장질환의 가장 큰 적으로 심장에서 발생하는 대부분의 질병은 이 혈전으로부터 파생된다.

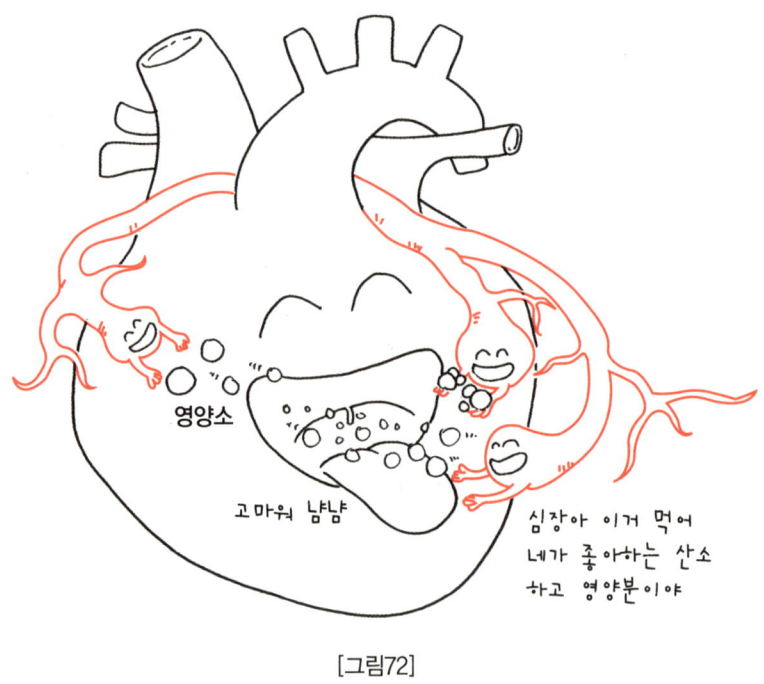

[그림72]

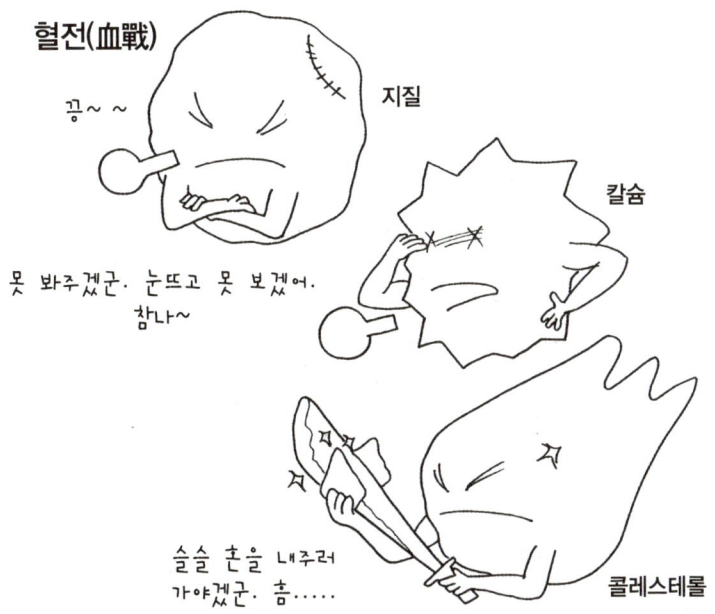

▶ 혈전이란 세포 부스러기, 지질(콜레스테롤과 지방산), 칼슘, 그리고 다양한 결합조직이 뒤엉켜 커진 것을 의미한다. 혈전이 생기는 병적 상태가 혈전증이다. 이러한 혈전은 혈액의 흐름을 막고 혈관의 저체온증을 부른다.

[그림73]

 혈전이 관상동맥을 꽉 막고 있으면 관상동맥은 서서히 죽어간다. 그때 일어나는 것이 박동수가 일정하지 않은 부정맥이다. 이는 심장이 정상적으로 박동해야 하지만 산소와 에너지가 충분하지 않아 정상적으로 박동하지 않는 것을 말한다. 이러한 질병은 매우 위험하며 생명 유지에 치명타가 되어 돌연사를 유발하기도 한다.

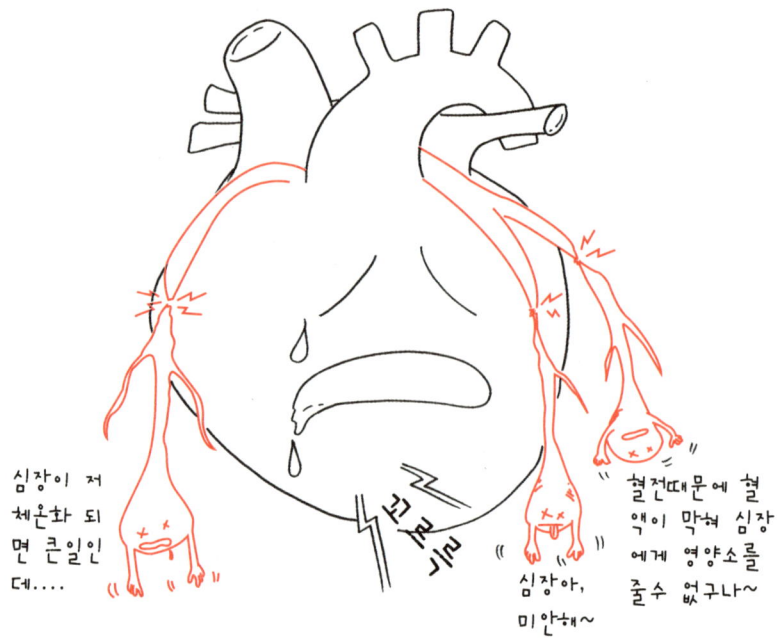

[그림74]

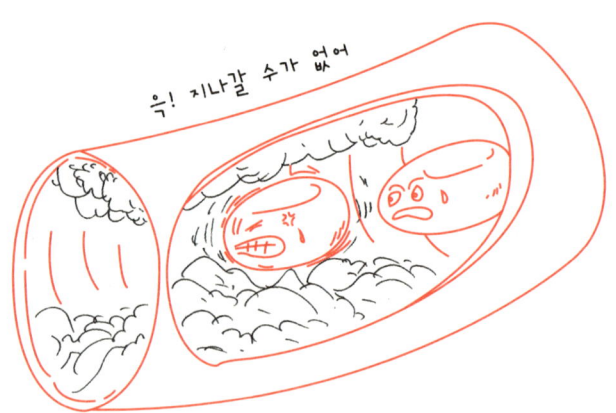

[그림75] 혈관의 혈전들

심장의 저체온을 막으려면 올바른 식생활이 우선시되어야 한다. 심장은 전기적 에너지, 즉 미네랄 원소를 필요로 한다. 따라서 충분한 미네랄과 더불어 영양소를 균형 있게 섭취해야 한다. 금해야 할 음식은 고칼슘 식품들이다. 칼슘은 우리 몸에 필요하지만 고칼슘 식품은 영양이 한쪽으로 치우쳐 있어 오히려 역효과가 난다. 혈전의 원인 중 하나가 불용성칼슘인 것을 보더라도 과잉 칼슘 섭취는 피하는 것이 좋다. 또한 지방질 음식이나 콜레스테롤이 많이 들어간 음식도 삼가야 한다.

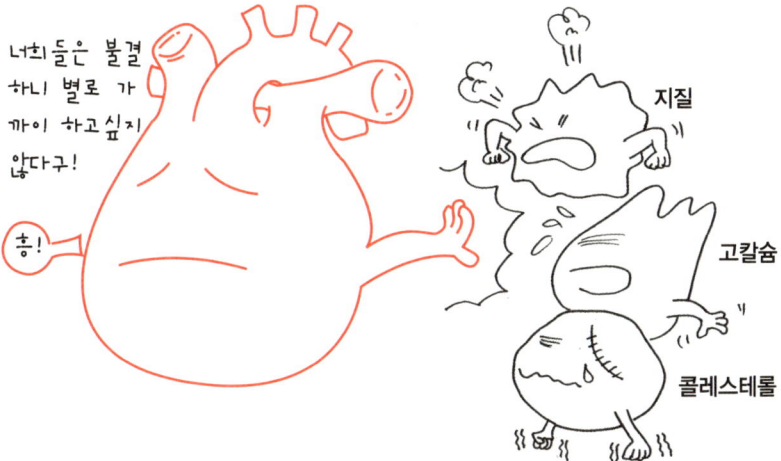

▶ **지질**_피자나 닭고기, 삼겹살, 아이스크림, 과자류 등 지질이 많이 들어 있는 식사는 포화지방, 중성지방 함량이 높아 혈전을 만들어낸다.
▶ **고칼슘**_식품 중에 칼슘이라고 씌어 있는 식품은 일단 피해야 한다. 만약 칼슘이 들어 있다면 실제로 우리 몸에 얼마나 흡수율이 좋은지 자료가 있어야 한다.
▶ **콜레스테롤**_콜레스테롤은 세포막이나 남성의 정자 생성에 매우 중요하지만 과도한 양은 오히려 활성산소 등을 만들어 건강을 해친다.

[그림76]

협심증을 예방하는 데는 운동이 최고다. 최소한 일주일에 한 번 정도는 몸에 땀을 내는 운동을 하는 것이 좋다. 더불어 혈액순환에 좋은 음식과 심장에 열을 낼 수 있는 곡류 등을 많이 섭취해야 한다.

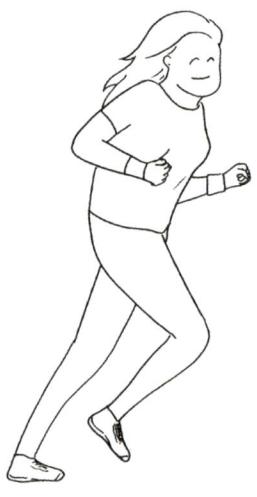

➡ 최소한 일주일에 한 번 정도는 땀을 내는 운동을 해야 한다. 그러면 심장의 기능이 강화된다.

[그림77]

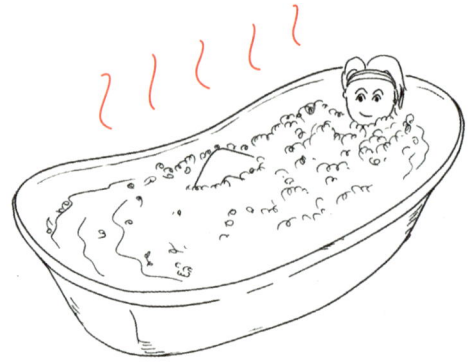

➡ 목욕과 샤워는 심박동수나 체온과 밀접한 관계가 있다. 체온이 1℃ 상승하면 박동수는 약 8이 증가한다. 이것은 체용적(體容積)에 비해 체표면적이 커서 열 발산이 왕성해지고 이를 보충하기 위해 혈액순환이 잘되도록 하기 때문이다.

[그림78]

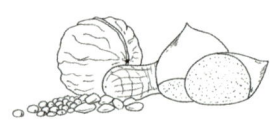

➡ 견과류는 심혈관에 좋은 식품이다. 특히 HDL이 풍부한 불포화지방산을 매일 섭취해 심장에 영양을 공급해 주어야 한다.

[그림79]

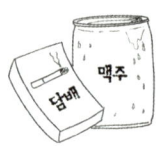

➡ 담배나 술은 혈전과 강력한 친화력이 있다. 그러므로 심장을 생각해서라도 끊어야 한다.

[그림80]

② 저혈압

　저혈압이란 혈압을 측정했을 때 정상(수축혈압 120mmHg, 확장혈압 80mmHg)보다 낮게(수축혈압 100mmHg 이하, 확장혈압 60mmHg) 나오는 것을 말한다. 저혈압이 생기는 원인은 심장의 저체온과 관련이 있다. 저혈압은 크게 다음의 두 가지로 나타나며 저혈압에 걸린 사람은 쉽게 지치고 손발이 차며 성격이 소심하다.

　먼저 혈관의 혈전으로 심장이 혈액을 강압(強壓)으로 보내는 일이 장기화하면 지쳐 버린다. 그러면 강압이 떨어지고 약압(弱壓)이 되고 만다. 그 다음으로 다리의 정맥혈관이 저체온으로 인해 심장으로 보내는 정맥혈을 정상으로 되돌려 보내지 못해 발생한다. 종아리를 제2의 심장이라고 부르는 이유가 여기에 있다. 장딴지가 튼튼하다는 것은 그만큼 운동과 몸 관리를 잘했다는 뜻이 된다.

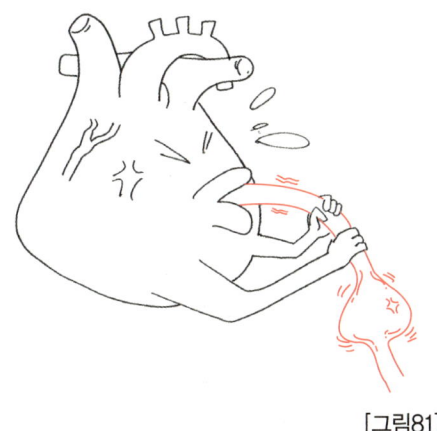

[그림81]

▶ 심장의 저체온으로 기능이 떨어지면 전신으로 보내는 혈압도 떨어진다. 아무리 세게 보내려 해도 정상 속도로 혈액을 보내지 못해 저혈압이 되는 것이다.

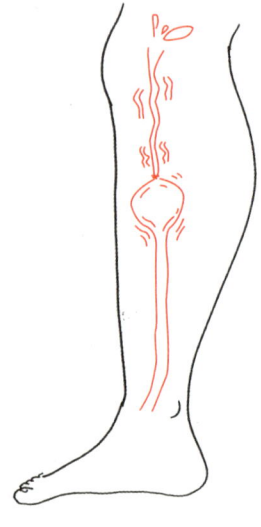

▶ 장딴지의 건강은 심장 기능에 상당한 도움이 된다. 종아리 힘이 약한 사람은 하지정맥류에 걸리기 쉬우며 장딴지의 저체온을 가져와 갑자기 다리가 저리고 쑤시는 경험을 하게 된다.

[그림82]

③ 뇌졸중

뇌졸중도 결국 뇌혈관의 저체온 현상으로 일어난다. 뇌는 전체 혈액량 중 큰 부분을 차지하며 우리가 매일 들이마시는 산소의 1/3을 소비하는 중요한 기관이다. 또한 모든 명령과 의지를 담당하는 곳이기 때문에 산소와 영양분이 충분히 공급되어야 한다. 그런데 뇌혈관에 혈전이 가득 차면 혈액순환이 잘 이뤄지지 않고 그러면 심장에서 출발한 혈액이 혈전에서 병압 현상을 일으키게 된다. 이렇게 해서 혈액이 충분히 공급되지 않으면 건망증을 불러일으키고 피곤함을 느껴 자주 하품을 하게 된다. 나아가 병압 현상이 최고조에 이르면 이내 혈관이 터지게 된다. 이때 뇌와 산소에 영양 공급이 차단되고 뇌의 저체온 현상이 일어난다. 심하면 졸도할 수도 있다.

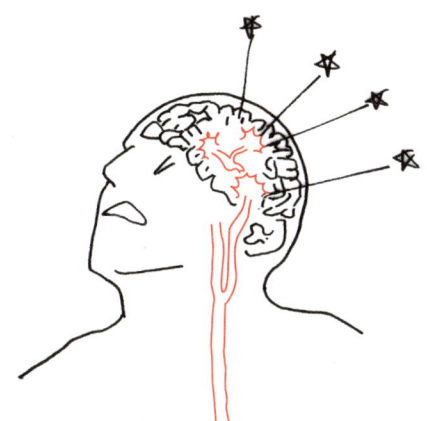

🔶 뇌졸중은 겨울에 잘 나타난다. 바람이 좀 세게 불거나 체감 온도가 낮아지면 쇼크 상태가 되어 쓰러지기 때문이다. 뇌졸중은 심장에서 출발한 혈액이 뇌혈관의 혈전으로 막혀 그 압(壓)에 의해 터지는 현상을 말한다.

[그림83]

6) 뼈와 관절에서 생기는 질병

① 퇴행성 관절염

  퇴행성관절염은 저체온으로 인한 혈액순환 장애로 영양 공급이 제대로 이뤄지지 않아 생기는 질병이다. 우리 몸에서 매일 아주 많이 사용하는 부위 중 하나가 연골이다. 우리가 걷고 움직일 때마다 연골은 닳지만 혈액순환이 잘되면 아무 문제가 없다. 그러나 혈액순환 장애로 연골에 영양분이 공급되지 않으면 잘 움직이게 해주는 윤활유가 부족해진다. 그러면 시간이 지나면서 연골이 파괴되고 퇴행성으로 진행된다.

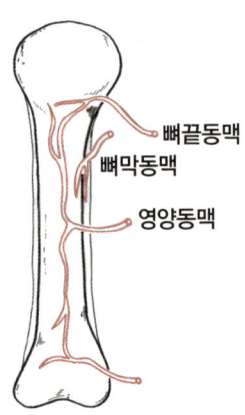
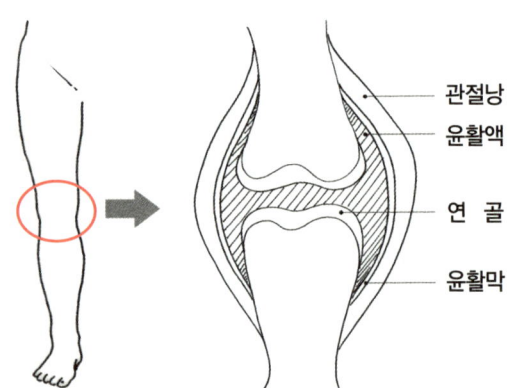

➡ 뼈 안으로는 동맥이 흐른다. 이는 뼈에서 생성되는 혈액이 세포 재생에 요긴하게 쓰이며 뼈 건강에 필수조건이다. 만약 혈액이 잘 공급되지 않으면 뼈는 저체온화가 진행된다.

[그림84]

➡ 퇴행성관절염의 대표적인 것이 무릎관절이다. 과거에는 노동으로 인한 퇴행성이었지만 지금은 여러 환경적 요인이 작용하고 있다.

➡ 퇴행성관절염이란 연골이 닳아서 생기는 질병을 말한다. 이는 관절의 저체온화 증상으로 관절이 굳어가는 현상이다.

[그림85]

퇴행성 관절염의 경우 관절이 저체온화 된 이유는 여러가지가 있다. 특히 현대에는 과거보다 저체온화 현상이 심화되고 있다. 과거에는 많은 노동 때문에 관절염에 걸렸지만 현대에는 오히려 사용하지 않아 걸리는 경우가 더 많다. 문명이 발달하면서 운동 부족으로 인한 퇴행성관절염에 시달리는 것이다.

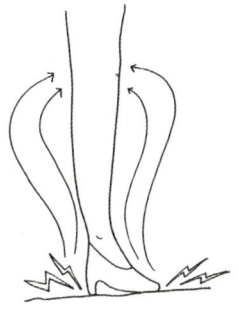

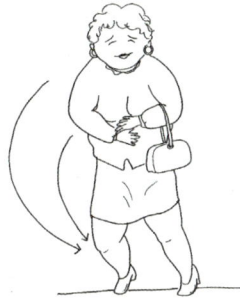

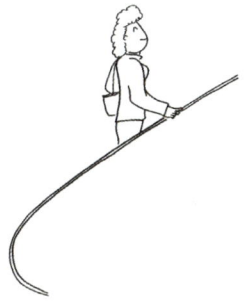

➡ 아스팔트는 맨땅보다 흡수율이 떨어진다. 따라서 아스팔트의 충격이 무릎에 전달되고 그 충격에 무릎관절이 손상된다.

[그림86]

➡ 비만은 무릎에 부담을 준다. 하중을 지탱하느라 매일 힘겨울 수밖에 없다. 따라서 무릎관절이 일반인보다 빨리 마모되어 퇴행성이 된다.

[그림87]

➡ 편리한 생활은 오히려 관절을 덜 사용하게 해 관절이 약해진다. 이에 따라 작은 충격이나 오래 서 있으면 관절이 금방 닳아 퇴행성으로 진행된다.

[그림88]

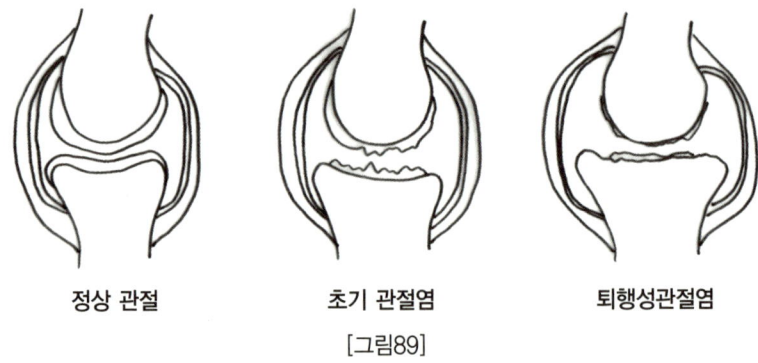

정상 관절   초기 관절염   퇴행성관절염
[그림89]

관절염은 연골의 퇴행성을 의미한다. 연약한 부분이 닳아 없어지는 것이다. 퇴행성이 진행되면 관절이 주저앉아 뼈끼리 부딪히게 된다. 그러면 딱딱 소리가 나며 통증이 밀려온다. 병원에서 처방하는 것은 진통제 종류이고 염증 제거를 위해 소염제를 처방한다.

현재 퇴행성관절염에 필요한 영양제가 시중에 많이 나와 있다. 글루코사민과 콘드로이친이 대표적이다. 영양제는 이제 식품이 아니라 약과 같은 효능을 지니기 위해 발전을 거듭하고 있다. 선진국에서는 건강보조식품이 건강 분야의 한자리를 차지하고 있고 의사의 처방전으로까지 대체되고 있으며, 최근들어 우리나라도 차츰 적용되기 시작했다.

영양제는 퇴행성관절염 같이 병명이 확정된 다음에 섭취하는 것이 아니라 사고를 대비하는 보험처럼 질병을 예방하기 위해 섭취하는 것이 옳다. 영양제는 광고나 주위 사람들의 권고에 더해 검증된 제품을 선택해야 한다. 그렇지 않으면 섭취할지라도 흡수가 되지 않아 오히려 몸속에서 혈액순환에 방해가 될 뿐이다.

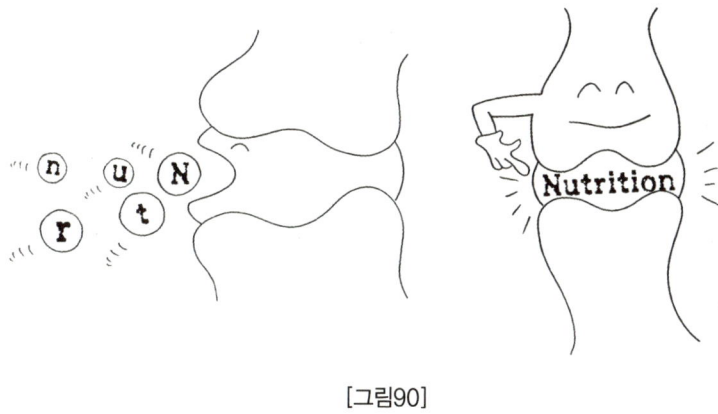

[그림90]

퇴행성관절염에는 특별한 치료 방법이 없다. 다만 더욱 악화되지 않도록 도와줄 수 있을 뿐이다. 병원에서 사용하는 대부분의 약은 스테로이드계 처방으로 이는 부신피질의 기능을 떨어뜨리는 결과만 낳는다. 일상적으로 할 수 있는 방법으로는 좋은 영양제를 섭취하는 것과 찜질을 통해 체온을 높이는 것이다.

② 류머티즘성 관절염

몸에 저체온이 진행되면 뼈와 뼈를 이어주는 연골조직의 감염이나 내분비 장애, 영양 불균형, 심한 스트레스로 인해 나타나는 증상이다. 이는 관절이 기형으로 나타난다고 해서 변형관절염(Arthtitis Deformation)이라고도 하며 몸의 관절마다 발생한다. 이때 엄청난 통증이 수반되는데 그중에서도 손가락에서 가장 많이 발생하며 남성보다 여성이 약 3배 많다. 이는 여성이 남성보다 저체온 비율이 높기 때문이다.

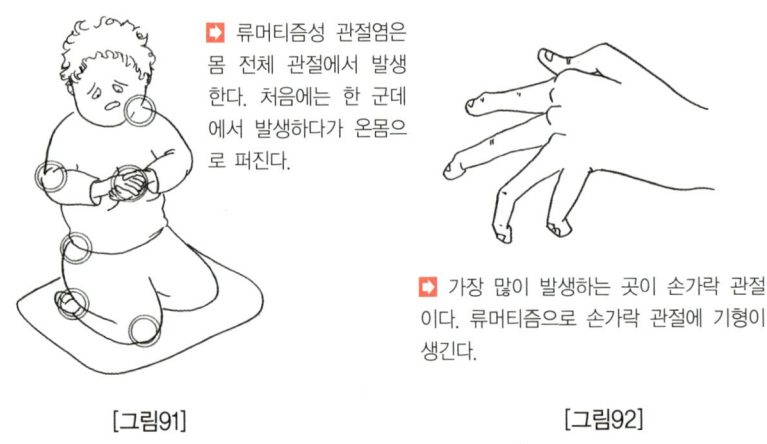

➡ 류머티즘성 관절염은 몸 전체 관절에서 발생한다. 처음에는 한 군데에서 발생하다가 온몸으로 퍼진다.

➡ 가장 많이 발생하는 곳이 손가락 관절이다. 류머티즘으로 손가락 관절에 기형이 생긴다.

[그림91]   [그림92]

류머티즘 관절염은 한마디로 저체온 질병이자 자가면역성 질환이다. 이는 이물질이나 세균, 바이러스 등의 독성물질로부터 몸을 지켜야 할 백혈구가 저체온의 영향으로 오히려 몸을 공격한다는 것을 의미한다. 관절이 저체온이 되면 혈액순환이 잘 이 뤄지지 않아 관절 주위에 균, 바이러스, 이물질 등이 생기고 이 를 백혈구가 공격하게 된다. 그러면 통증이 발생하고 열이 나는 데 이때 관절을 따뜻하게 해줘야 치료가 가능해진다.

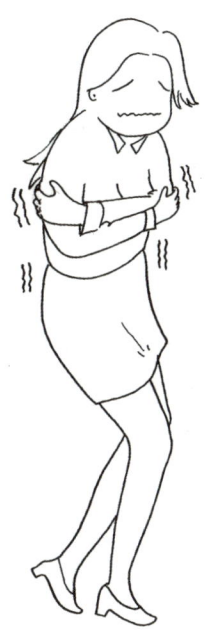

▶ 류머티즘은 저체온의 전형적인 질환이다. 저체온이 되면 가장 연약한 관절이 굳어져 이물질이 쌓이고 이를 백혈구가 공격하게 된다.

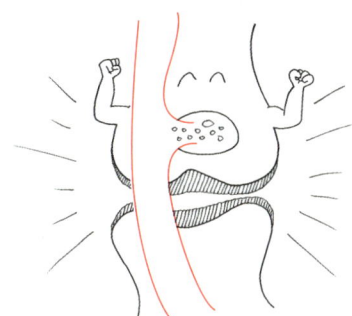

▶ 관절에 유입되는 혈관의 영양소로 건강 여부가 결정된다. 건강한 관절을 위해서는 올바른 영양 섭취가 필수적이다.

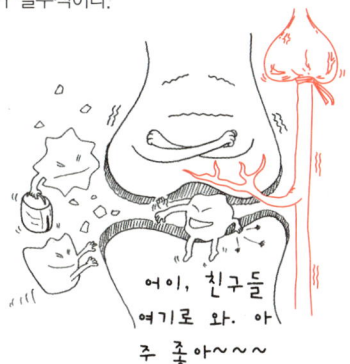

▶ 관절이나 혈관의 저체온은 관절을 냉하게 만든다. 그러면 관절이 굳으면서 주위가 탁해지고 이물질이 고이게 된다. 이때 백혈구가 공격해 통증이 유발되는 류머티즘 관절염이 생긴다.

[그림93]

자가면역성 질환의 가장 큰 문제는 인체가 분별력을 잃어버리는 데 있다. 면역은 최소한 내 몸이 따뜻해야 정상적인 식균 작용을 할 수 있다. 물론 충분한 영양 섭취도 필수 조건이다. 이러한 환경적 요소가 뒷받침되지 않으면 몸속에서 내부 반란이 일어난다. 이는 일종의 인체 내부의 쿠데타다. 이러한 쿠데타가 왜 일어났는지 그 원인을 찾으면 치료 방법이 나온다. 특히 몸속의 백혈구 쿠데타는 환경 호르몬이나 농약, 불필요한 독성물질로 인한 면역의 교란으로 발생한다. 그리고 독성물질이 일정량으로 늘어나면 최후의 방법을 쓴다. 그것이 바로 자가면역 방법이다.

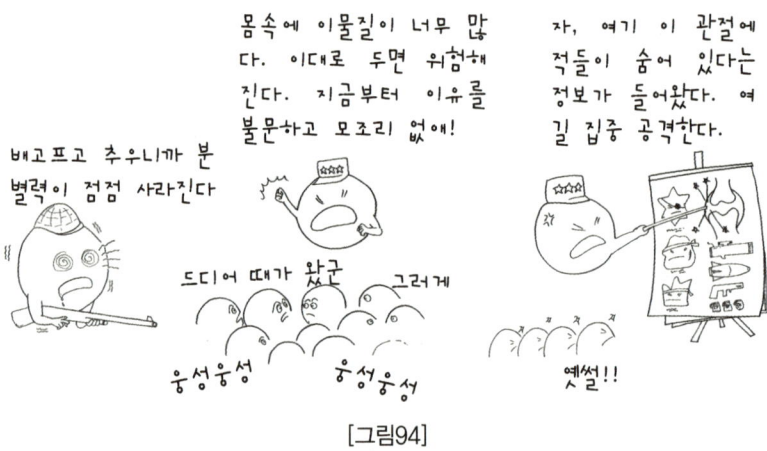

[그림94]

자가면역 질환에 걸리면 통제력을 잃게 되어 적군과 아군을 구분하지 못한다. 그리고 아군이 적군과 함께 있음에도 무차별 공격을 가한다. 이때 아군인 관절염이 파괴되고 공격받은 부위가 뒤틀린다. 또한 심한 공격으로 통증이 발생하고 쑤신다. 특히 겨울철에는 손가락 마디마디가 절단되는 듯한 증세도 찾아온다.

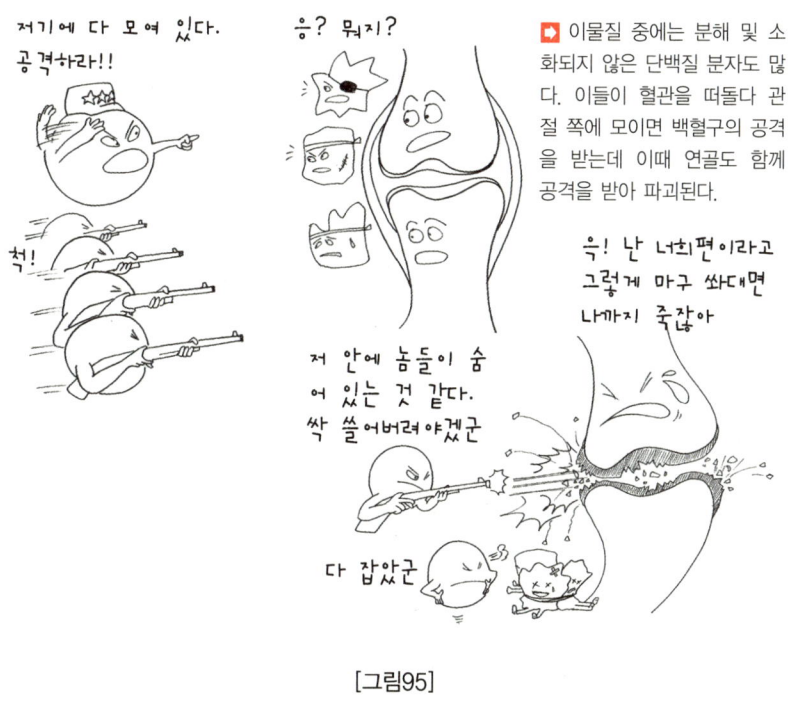

[그림95]

현재 병원에서는 통증 완화를 위해 소염제, 진통제 등을 처방하며 수술을 통해 활액막을 제거한다. 그러면서 이구동성으로 관절 부위에 뜨거운 찜질을 하는 것과 따뜻한 목욕, 수영을 권한다. 저체온의 원인은 모르더라도 체온을 상승시켜야 한다는 것은 알고 있는 셈이다. 사실 얼마 전까지만 해도 류머티즘 환자는 올바른 영양식과 열 치료 외에는 다른 방법이 없었다. 그러면 열을 이용한 체온 상승법 몇 가지를 살펴보자.

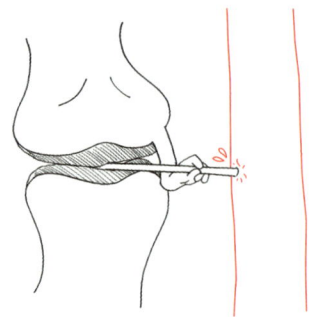

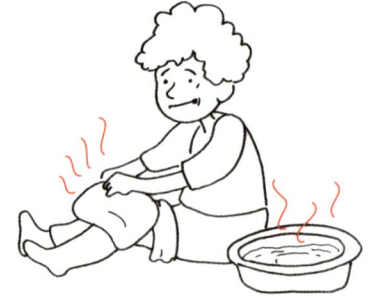

➡ 뜨거운 찜질을 하는 목적은 관절 혈관의 이완을 돕는 데 있다. 그러면 산소를 비롯해 영양 공급이 이뤄지고 백혈구의 증식을 돕게 된다. 체온이 상승하면 백혈구의 침식 작용이 활발해지며 면역 교란이 사라져 정확한 식균 작용이 이뤄진다.

➡ 뜨거운 물에 수건을 적시거나 팩을 증기로 쪄서 관절 부위에 찜질을 해준다. 너무 뜨거우면 화상을 입을 수도 있으므로 수건을 하나 깔고 하는 것이 좋다. 시간이 날 때마다 해주면 관절이 많이 부드러워지고 통증이 완화된다.

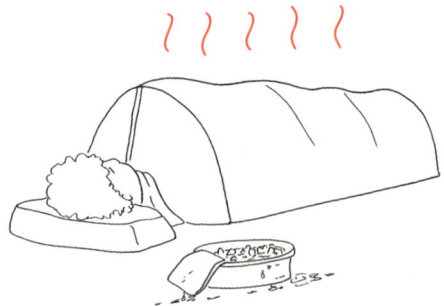

➡ 적외선 찜질도 좋다. 열기구 안에 온몸을 넣고 찜질을 해준다. 주의해야 할 것은 머리는 고온에 상처를 받으므로 수건에 얼음물을 적셔 얼굴 부위를 계속 시원하게 닦아줘야 한다는 점이다. 그리고 장시간 사용하지 않도록 한다. 50분 주기로 하루에 3회 정도가 적당하다. 특히 체력 소모가 많으므로 영양을 충분히 섭취해야 하며 물 2컵을 먼저 마시고 시작한다.

[그림96]

③ 골다공증

골다공증이란 뼈의 석회질이 빠져나가는 것으로 나이가 들어감에 따라 뼈에서 영양소가 빠져나가는 것은 자연의 이치이다. 이는 나이와 더불어 몸이 차가워지면서 노화가 진행된다는 증거이다. 문제는 정상적인 노화가 아니라 젊은이들이 영양 불균형과 운동 부족, 각종 스트레스로 골밀도가 점점 약해져가고 있다는 사실이다. 골다공증은 뼈의 저체온에서 생기는 현상으로 뼈는 혈액과 세포를 만드는 곳이다. 좋은 세포와 혈액을 만들려면 뼈가 혈액으로부터 충분한 영양소를 받아야만 한다.

하지만 저체온으로 충분한 영양소를 받지 못하면 건강하고 좋은 세포와 혈액을 만들 수 없다. 특히 가임기 여성이 이런 상황에 놓여 있으면 선천적 기형이나 저능아를 출산할 수도 있다.

사실 뼈의 저체온을 막으려면 어린시절부터 마음껏 뛰어놀아 골격을 다져놓아야 한다. 그러면 몸이 천천히 식어가면서 건강하고 아름다운 노화를 맞이할 수 있다.

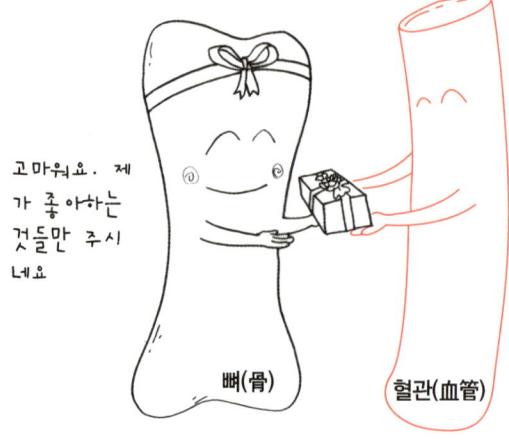

[그림97]

➡ 어린이가 쉴 새 없이 뛰어다니는 이유는 뼈를 튼튼하게 하기 위해서이다. 그러면 나이를 먹어도 건강한 뼈를 유지할 수 있다. 그렇지 않으면 중년이 되었을 때 온몸이 쑤시고 아픈 곳이 많아져 온갖 질병으로 고생하게 된다.

　골다공증의 주요 원인은 칼슘에 있다. 단순히 칼슘만 섭취하면 뼈에 잘 흡착되지 않는다. 칼슘의 흡착을 위해서는 약 20가지의 영양소가 서로 협력해야 한다. 이는 곧 균형 잡힌 충분한 영양섭취가 필수라는 것을 의미한다. 하지만 현대인의 식습관은 대개 한쪽으로 치우쳐 있다.

　서구식 위주의 식사와 알코올, 스트레스 등은 뼈에 상당한 부담을 안겨준다. 특히 칼슘의 흡수를 위해서는 칼슘과 마그네슘, 인의 비율이 각각 2 : 1 : 2가 되어야 한다. 고칼슘 우유나 음료수, 기타 식품을 섭취할지라도 그것이 모두 흡수되는 것은 아니다. 오히려 혈중 농도를 떨어뜨리는 역효과가 발생할 수 있고 지질과 콜레스테롤 등이 결합되어 혈액순환을 방해할 수도 있다.

가장 좋은 것은 자연 그대로의 식품을 골고루 섭취하는 것이다.

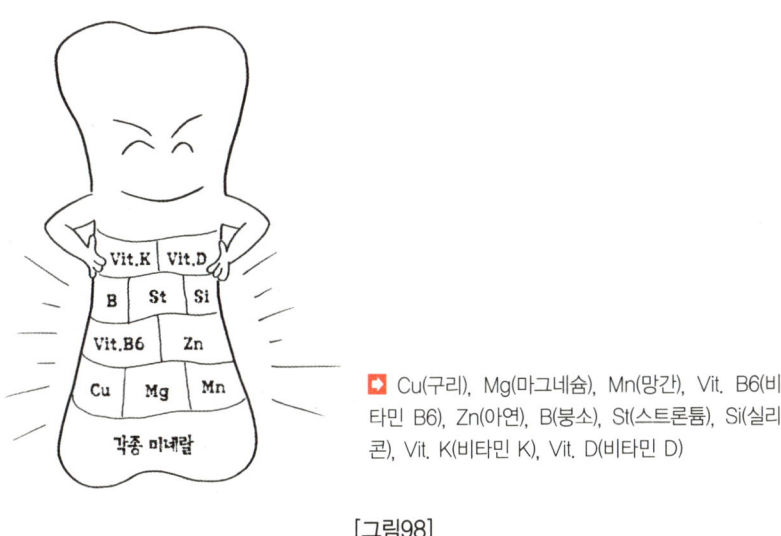

➡ Cu(구리), Mg(마그네슘), Mn(망간), Vit. B6(비타민 B6), Zn(아연), B(붕소), St(스트론튬), Si(실리콘), Vit. K(비타민 K), Vit. D(비타민 D)

[그림98]

폐경기 여성에게 흔히 나타나는 골다공증은 여성호르몬 에스트로겐과 밀접한 관련이 있다. 에스트로겐은 칼슘의 흡착을 도와주기 때문에 여성호르몬이 잘 생성되는 가임기 여성은 칼슘의 흡착이 원만히 이루어진다. 그러나 폐경기 여성에게는 여성호르몬이 잘 생성되지 않아 살짝 넘어지기만 해도 골절상을 입고 쉽게 멍이 든다. 물론 폐경기가 왔다고 해서 모두가 그런 것은 아니다. 가임기 시절에 충분히 운동을 하고 영양을 골고루 섭취한다면 폐경기가 올지라도 골연화 진행 속도가 느려진다. 또한 여성은 항상 배를 따뜻하게 해서 내장 체온을 높여야 뼈가 튼튼해진다.

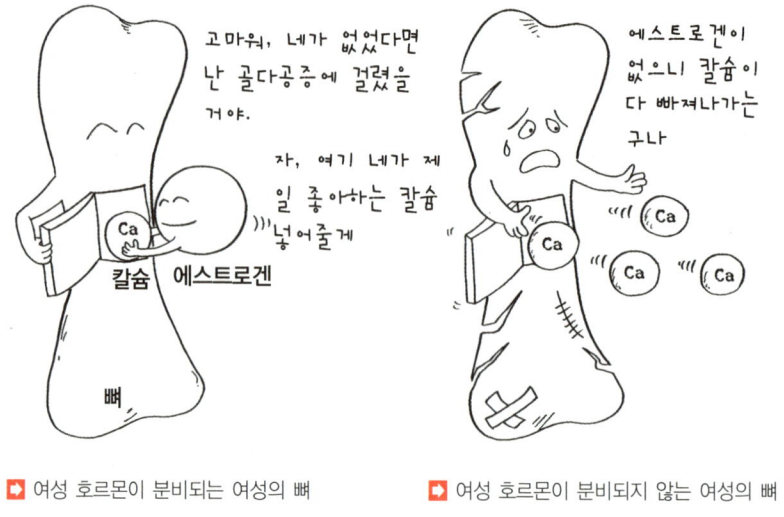

▶ 여성 호르몬이 분비되는 여성의 뼈   ▶ 여성 호르몬이 분비되지 않는 여성의 뼈

[그림99]

　동물성 식품은 염소(Cl), 유황(S), 인(P) 등 산성 무기질이 주성분이다. 이것은 체내에서 알칼리성 무기질을 중화시키기 때문에 칼슘을 충분히 섭취해도 대부분 소변으로 거의 다 빠져나간다. 특히 단백질 위주의 식사를 하는 사람보다 고단백질 위주의 식사를 하는 사람이 대변과 소변으로 빠져나가는 칼슘의 양이 현저히 높다. 따라서 고단백 위주의 식사보다 영양을 균형 있게 섭취하는 것이 칼슘 흡착에 도움이 되며, 혹시 고단백 식사를 하더라도 충분히 중화시키기 위해 알칼리성 무기질이 많은 식물성 식품을 많이 섭취하는 것이 바람직하다.

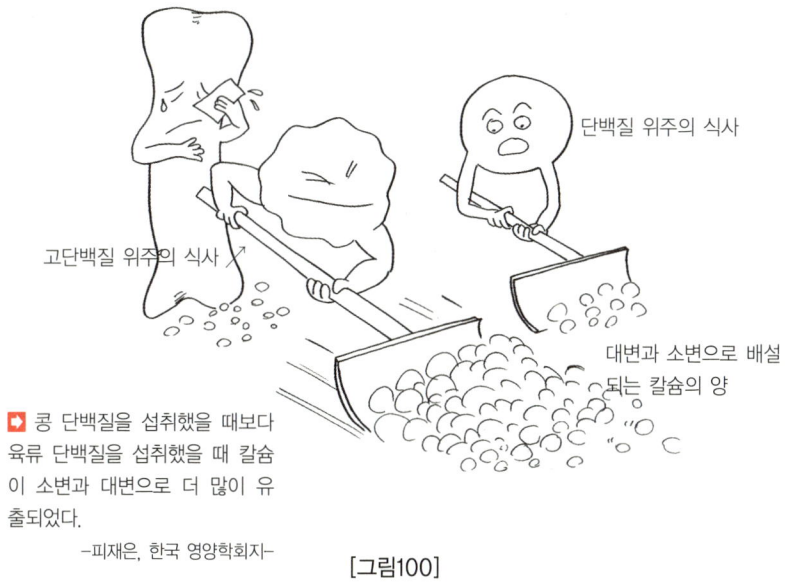

➡ 콩 단백질을 섭취했을 때보다 육류 단백질을 섭취했을 때 칼슘이 소변과 대변으로 더 많이 유출되었다.
-피재은, 한국 영양학회지-

[그림100]

한편 흡연은 뼈를 약하게 만든다. 호주의 멜버른 대학 호퍼 박사팀은 하루 한 갑을 10년 이상 피웠을 경우 칼슘 등 무기질 성분이 척추에서 2퍼센트, 대퇴부에서 1.4퍼센트 정도 감소해 골절되기 쉽다는 연구 결과를 내놓았다. 또한 흡연자는 담배를 피우지 않는 사람보다 뼈의 밀도가 5~10퍼센트 낮았다고 한다. 이는 흡연이 골다공증을 방지하는 에스트로겐의 작용을 방해하고 노화를 촉진하기 때문이다.

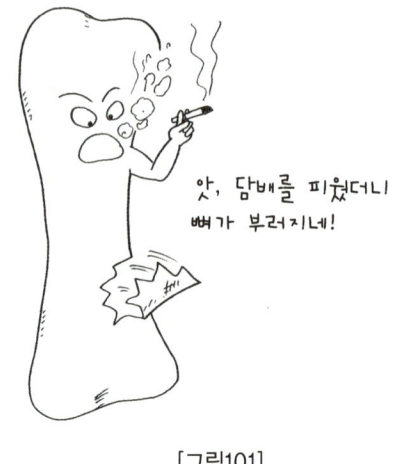

[그림101]

햇볕은 몸속의 콜레스테롤을 비타민 D로 만들고 비타민 D는 칼슘의 이동 및 저장과 뼈의 생성을 돕는다. 자외선이 문제라면 챙이 넓은 모자로 얼굴을 가리고 일광욕을 하면 된다. 그런데 비타민 D로 전환되지 않은 콜레스테롤은 지질과 뭉쳐 혈관벽을 막히게 하고 몸을 저체온으로 만든다. 따라서 집에서 주기적으로 일광욕을 하면 몸속의 콜레스테롤 수치도 떨어뜨리고 칼슘의 흡착을 도와 일석이조의 효과를 얻게 된다.

하지만 유리창이나 비닐하우스를 통해 들어오는 햇볕은 비타민 D를 만들지 못한다. 가장 좋은 방법은 햇볕을 받으며 유산소 운동을 하는 것이다. 아무리 좋은 칼슘을 섭취했을지라도 운동을 하지 않으면 그만큼 흡수율이 떨어진다. 차라리 칼슘을 덜 섭취하더라도 운동을 하는 것이 낫다.

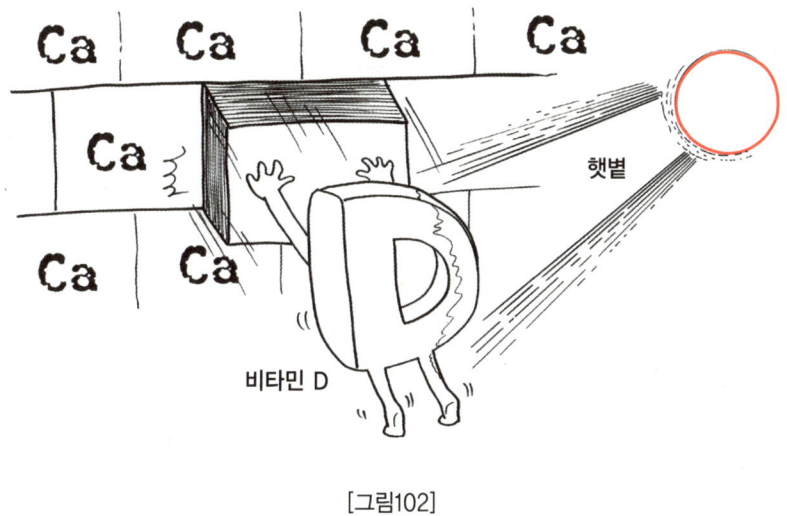

[그림102]

④ 디스크

요즘 젊은 청년들로부터 척추 질환을 앓고 있다는 얘기를 심심치 않게 듣는다. 이는 젊은이들의 체온이 냉해지고 있다는 증거이다. 인체를 지탱해 주는 척추에 이상이 생기면 사람은 걸어 다닐 수가 없다. 척추 안에는 신경망이 꽉 차 있는데 척추 이상으로 신경망이 고장 나면 장기에 이상이 생기고 몸이 뒤틀린다. 그중에서 특히 척추와 척추의 디딤돌 역할을 하는 것이 바로 디스크이다. 디스크가 고장 나면 몸 전체의 이상으로 번진다. 이것은 디스크가 몸의 충격으로부터 완충 작용을 하는 동시에 척추의 방향을 도와주기 때문이다. 하지만 추간판이라고 하는 말랑말랑한 디스크가 함몰되거나 충격으로 돌출하면 그때부터 상황은 달라진다. 돌출한 추간판이 신경을 자극하면서 심한 통증이 발생하고 장기에 이상이 생겨 한쪽 다리가 저리는 현상이 나타나는 것이다.

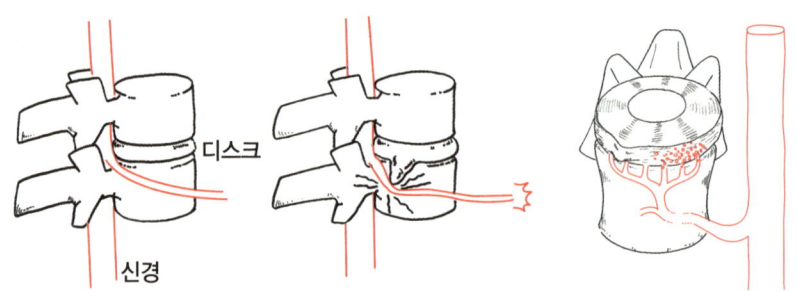

▶ 디스크의 추간판이 돌출해 신경을 건드리고 있다. 이 신경과 연결된 장기는 장기적으로 손상을 받게 되며 다리 한쪽이 저리는 현상도 모두 척추 질환부터 의심해 봐야 한다.

[그림103]

디스크의 원인은 디스크에 공급되는 혈액의 영양 결핍에 있다. 영양소와 산소는 디스크의 건강에 절대적으로 필요한데 만약 저체온으로 이것이 공급되지 않으면 디스크가 함몰되기 시작하고, 이어 돌출이 되어 신경을 누르게 된다. 이때 한쪽으로 돌출되면 다른 쪽으로 누워서 지내야 하는 불편함이 따른다.

병원에서는 주로 이 돌출 부분을 잘라낸 다음 레이저로 용접하듯 붙이는 수술을 한다. 그러나 그것은 근본적인 치료가 아니기 때문에 디스크가 재발되기도 한다.

허리 디스크를 근본적으로 치료하려면 꾸준히 척추 운동을 해야 한다. 특히 척추의 탄력을 위해 철봉 매달리기를 하면 좋다. 그리고 혈액순환에 도움이 되는 음식으로 식사를 해야 한다. 디스크 질환에 걸렸을 경우에는 통증 부위에 온냉찜질이 좋으므로 뜨거운 팩으로 3분, 얼음팩으로 1분씩 10회 해준다. 이것을 하루에 최소한 세 번 이상 반복하는 것이 효과적이다.

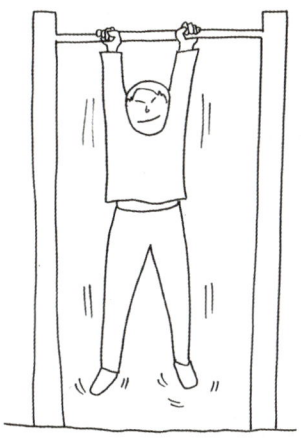 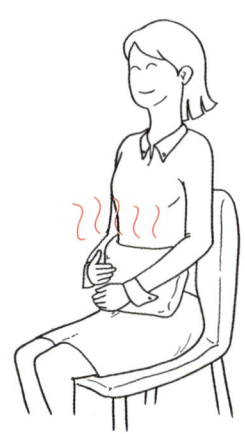

➡ 철봉 매달리기를 하면 눌려 있던 추간판이 이완된다. 하지만 매달린 다음 처음부터 몸을 움직이면 안 된다. 돌출 부위이 더 돌출될 수 있기 때문이다. 매일 서서히 강도를 높이면서 움직이는 것이 좋다.

➡ 뜨거운 찜질을 하면 혈관과 신경, 근육 등이 이완되고 혈관이 확장되어 청소가 된다. 반대로 얼음찜질을 하면 염증이 제거되고 혈액이 모인다. 따라서 이 두 가지를 번갈아가며 하는 것이 최상의 방법이다.

[그림104]

⑤ 풍치, 치아 질환

풍치는 중풍이나 통풍처럼 혈액 내의 요산에 의해 발생하는 질환이다. 특히 요산은 혈액을 혼탁하게 하고 백혈구의 저항력을 약하게 하며 치아에서는 치아를 보호하는 보호막을 녹인다. 이로 인해 염증이 발생하지만 염증이 발생해도 백혈구의 활동 저하로 쉽게 가라앉지 않는다. 무엇보다 입 속의 세균 증식을 막지 못해 구강염증에 걸리기 쉽다. 구강염증이 생기면 잇몸이 붓고 출혈이 발생하며 이가 매우 시리다. 이때 양질의 식물성 단백질을 섭취하는 것이 도움이 되며 육류는 잇몸을 더욱 병들게 하므로 가급적 적게 먹는 것이 좋다.

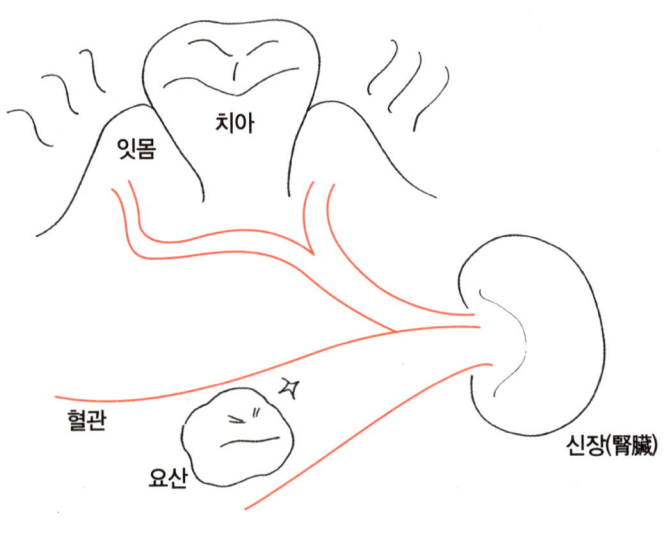

[그림105]

여러 가지 치아 질환의 원인을 한마디로 표현하자면 혈액순환 장애라고 할 수 있다. 잇몸이 붓거나 염증이 생기면 잇몸을 통해 피를 흘리게 하는 이유도 혈액순환을 돕기 위해서이다. 너무 차가운 얼음물이나 찬 음식, 담배, 알코올, 스트레스, 커피, 육류 등은 모두 치아를 상하게 하거나 약하게 만든다. 커피를 한 잔 마실 때 치아에 닿으면 치아에서는 이를 빨리 중화시키려고 칼슘이 빠져나온다. 또한 저녁마다 술을 마시거나 시원한 맥주를 들이킬 때마다 치아는 추위를 느끼고 약해진다. 그러므로 항상 치아 관리에 신경을 쓰고 혈액순환을 위해서라도 영양의 균형을 갖춘 식사를 해야 한다.

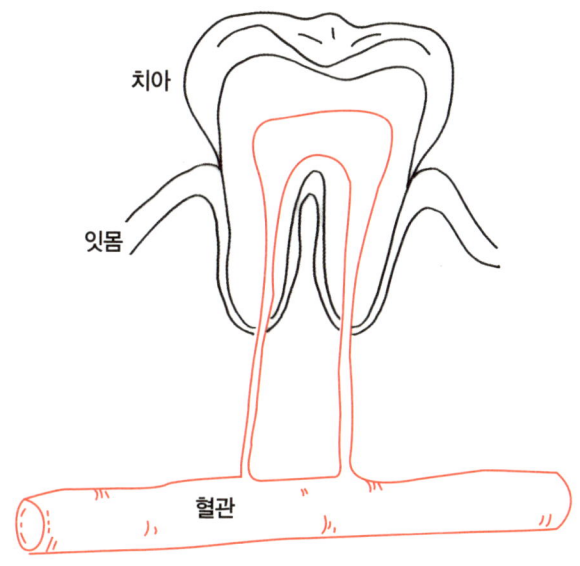

[그림106]

치아 구조상 사람은 초식동물에 가깝다. 맷돌 형식의 어금니가 발달해 있기 때문이다. 그런데 갈수록 고기 위주의 서구식 식생활을 하는 사람이 늘어나면서 성인병과 암이 증가하고 있다. 왜 몸에 좋다는 육식을 하는데 성인병과 암이 증가하는 것일까? 제레미 리프킨은 ≪육식의 종말≫에서 그 이유를 고기가 입에 맛있고 피를 끓게 만들기 때문이라고 주장하고 있다.

우리가 무엇을 어떻게 먹어야 하는지는 우리의 치아 구조가 보여주고 있다. 특히 우리 몸은 우리가 먹는 음식물에 의해 만들어진다는 사실을 명심해야 한다. 우리의 치아 구조에 따르면 예를 들어 밥을 네 번 먹으면 과일과 채소는 두 번 그리고 견과류는 한 번 섭취하는 것이 건강에 유익하다. 사람은 야생 짐승과 달리 송곳니가 고기를 찢기 위해 만들어진 것이 아니다. 그러므로 육식 대신 견과류를 먹어도 지방을 충분히 섭취할 수 있다. 특히 견과류는 산화를 방지하기 위해 껍질이 3겹으로 둘러싸여 있으므로 견과류를 구입할 때는 껍질째 사서 까먹는 것이 안전하다.

7) 신장 질환

심장이 우리 몸에서 노폐물을 처리하고 온몸을 데우는 혈액을 공급하는 일을 한다면 그 다음으로 중요한 관리 임무를 맡고 있는 것이 신장이 아닐까 싶다. 그런데 과거 우리 조상과 달리 현대인은 과일과 야채는 덜 먹고 육류 소비는 늘어가는 탓에 신장은 점점 파김치가 되고 있다. 이처럼 신장은 매일 처리해야 할 산더미 같은 일 때문에 지쳐가지만 몸을 따뜻하게 해주면 신장의 부담을 덜어줄 수 있다. 특히 신장은 체온에 민감하므로 각별한 자기관리가 필요하다.

① 사구체신염

콩팥이라고 불리는 신장은 하루에 온몸의 혈액을 두 번 정화시킨다. 그 양은 10리터 이상으로 혈액의 99퍼센트가 재흡수되며 필수 비타민, 아미노산, 포도당, 그리고 여러 가지 호르몬 등을 걸러낸다. 이들 중 어느 하나라도 초과분이 들어오면 소변을 통해 내보낸다. 즉, 우리 몸은 아무리 많이 먹어도 적당량만 흡수하고 나머지는 아낌없이 배설하는 것이다.

신장의 저체온은 인체에 상당한 영향을 미친다. 소변을 통해 건강 상태를 알 수 있듯 만약 이상 신호가 오면 그것은 신장 기능은 물론 몸 어디에선가 문제가 발생했다는 것을 의미한다.

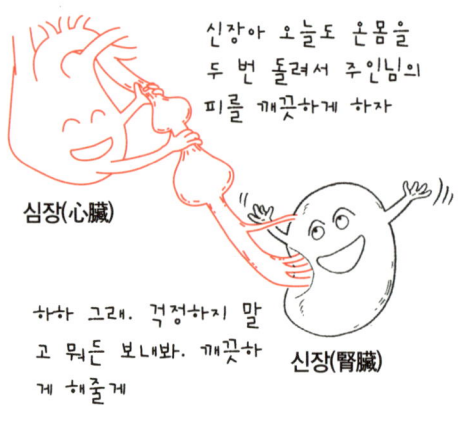
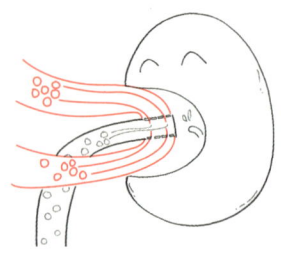

▶ 신장에는 구성단위로 약 100만 개나 되는 네프론이라는 여과장치가 있다. 또한 머리가 크고 뒤틀린 꼬리가 달린 벌레처럼 보이는 세뇨관(細尿管)도 있다. 이 세뇨관을 통해 정화를 하게 되는데, 이것을 펼쳐놓으면 무려 110킬로미터에 달한다.

[그림107]

  신장은 인체의 양 옆구리에 하나씩 달려 있다. 즉, 두 개의 신장이 쉬지 않고 오줌을 만들어내는 것이다. 그 양은 1리터에 달하며 물이나 수분을 더 섭취하면 오줌의 양은 늘어난다. 그러나 수분이 적으면 소변의 양이 줄어드는 동시에 소변이 탁해져 노랗게 나올 수도 있다.

  만약 신장 하나를 떼어낼지라도 건강에 큰 문제가 발생하지는 않는다. 하지만 올바른 영양 섭취를 하지 않거나 육류 섭취가 늘어나면 상황은 달라질 수 있다. 두 개의 신장이 하던 일을 하나의 신장이 하는 데다 영양 불균형이 신장에 무리한 영향을 미칠 수 있기 때문이다.

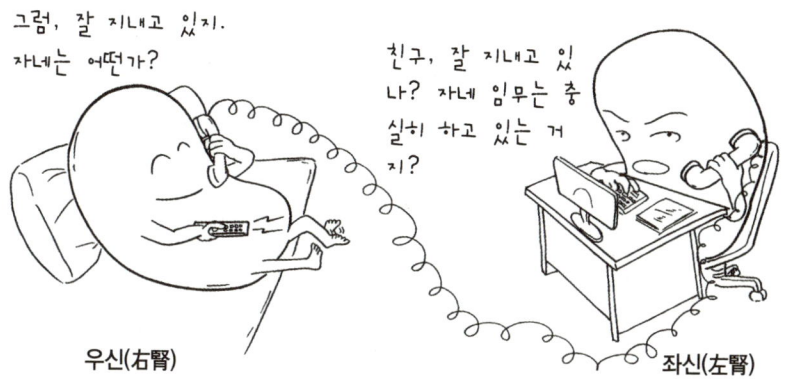

[그림108]

    대략 주먹만 한 크기의 신장이 하는 일은 매우 많고 복잡하다. 일단 혈액을 정화하고 여과해서 노폐물을 청소하며, 혈액을 거르면서 혹시 적혈구가 부족하다 싶으면 골수에게 적혈구 생산을 촉진시킨다. 또한 칼륨이나 염화나트륨 등의 물질을 철저히 감시한다. 이러한 물질이 많아지면 생명이 위태로워질 수 있기 때문이다. 그뿐 아니라 만약 수분을 잘 거르지 못하면 수독증(水毒症)에 걸려 온몸이 퉁퉁 부어오를 수도 있고 그로 인해 산과 알칼리의 균형이 깨질 수 있으므로 수분의 양을 잘 조절해 준다. 우리는 이처럼 매일 수고하는 신장의 짐을 덜어주어야 한다.

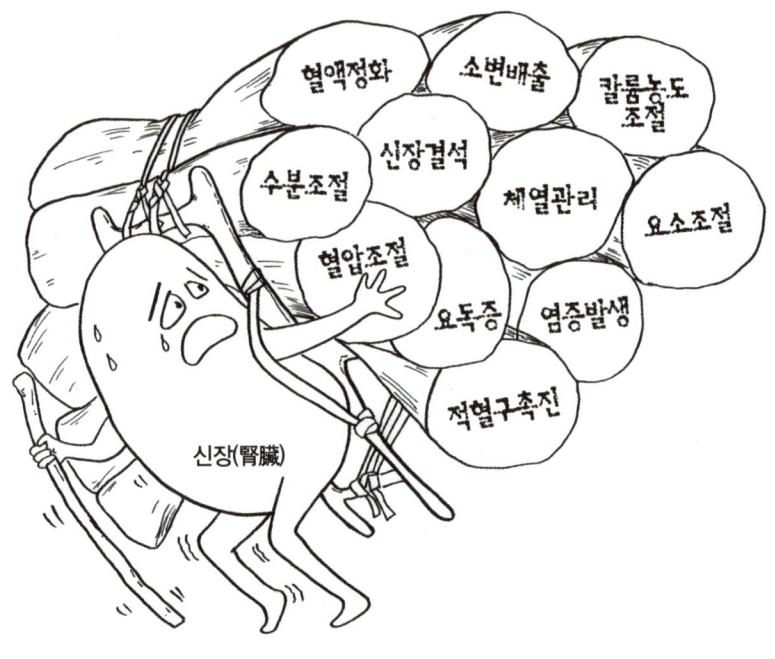

[그림109]

특히 신장을 골치 아프게 하는 것은 단백질이다. 단백질은 복잡한 아미노산으로 뭉쳐 있으며 부산물인 요소(尿素)는 여과가 잘 되지 않아 간에 무리를 주어 요독증(尿毒症)을 유발하기도 한다. 이는 혈액 속에 요소가 쌓여 생기는 질병으로 쇼크 상태를 만들어 생명에 위험을 초래한다. 또한 세뇨관을 녹여 소변에 재흡수되어야 할 단백질이 나와 단백뇨 상태를 만들기도 한다. 이는 세뇨관이 녹아 파열된 것을 말하는데, 세뇨관이 파열되면 단백뇨뿐 아니라 몸속에 필요한 다른 영양소도 함께 빠져나와 문제를 일으킨다. 이런 상황에서 영양의 균형이 깨져 몸이 저체온으로 향하게 되는 것이다.

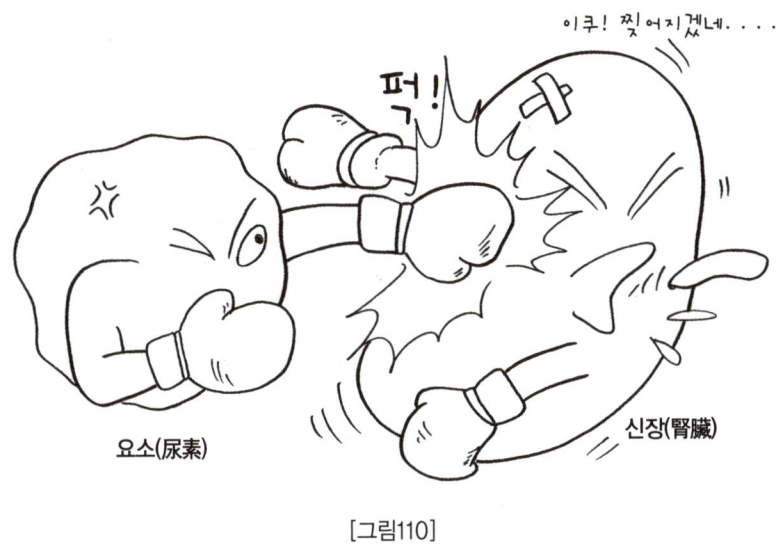

[그림110]

 신장은 뇌하수체의 명령을 받아 일을 수행하는데 방광에 오줌이 가득 차면 소변으로 배출하라고 명령하는 것도 뇌하수체이다. 만약 신장이 망가져 오줌을 지나치게 많이 만들면 몸은 곧 탈수 증상으로 쇼크 상태에 빠질 수 있다. 그런 상황을 방지하기 위해 관리하는 상사가 바로 뇌하수체이다. 예를 들어 알코올이 몸 안에 들어오면 뇌하수체는 이뇨작용 호르몬 생산을 방해받기 때문에 오줌을 빨리 만들어 소변으로 내보낸다. 그래서 맥주를 마시면 화장실을 자주 가게 되는 것이다.

그런데 담배를 피우면 니코틴이 이뇨억제 호르몬 생산을 촉진하게 된다. 이에 따라 담배를 피울 때는 화장실에 가는 횟수가 줄어든다. 만약 술을 마시면서 담배를 피우면 뇌하수체의 저체온 현상은 물론 신장 기능에 혼돈을 불러와 장기적으로 이뇨 시스템에 문제가 발생하게 된다.

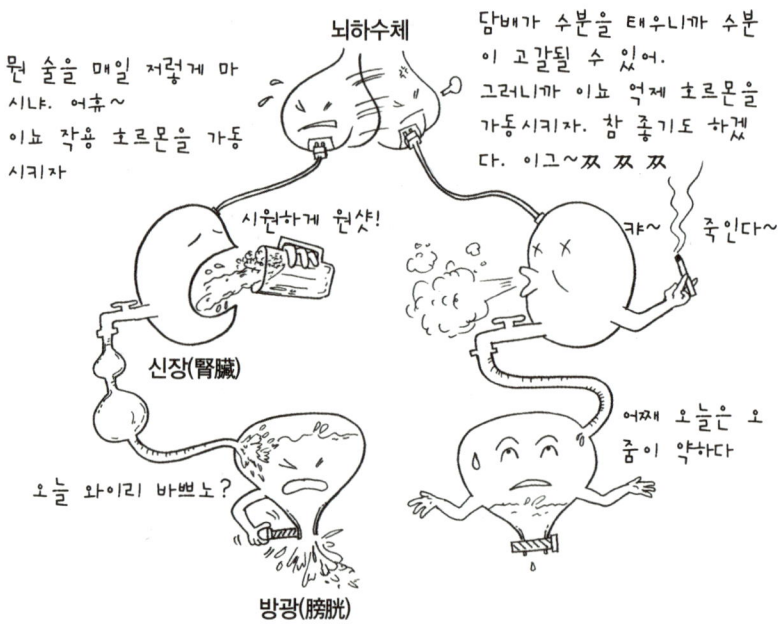

[그림111]

술이나 담배뿐 아니라 지나친 화학염분 섭취도 신장에 큰 부담을 준다. 화학염분은 삼투압이 매우 강하기 때문에 혈액 속에 그대로 두면 수분을 빨아들이게 된다. 이에 따라 오줌으로 배설해야 할 수분들이 세포와 세포 속에 그대로 남아 수독증에 빠지게 된다.

우리가 알게 모르게 섭취하는 화학소금의 양은 실로 엄청나다. 실제로 먹다 남은 음식을 재활용하기 위해 발효를 시키면 화학소금기 때문에 발효가 잘 되지 않아 몇 번이나 세척을 해야 한다고 한다. 특히 최근에 신장 질환으로 신장 투석을 하는 사람이 증가하는 것을 보면 화학소금의 폐해를 쉽게 알 수 있다. 사실 자연식만으로도 하루 섭취해야 할 염분의 양은 충분하다.

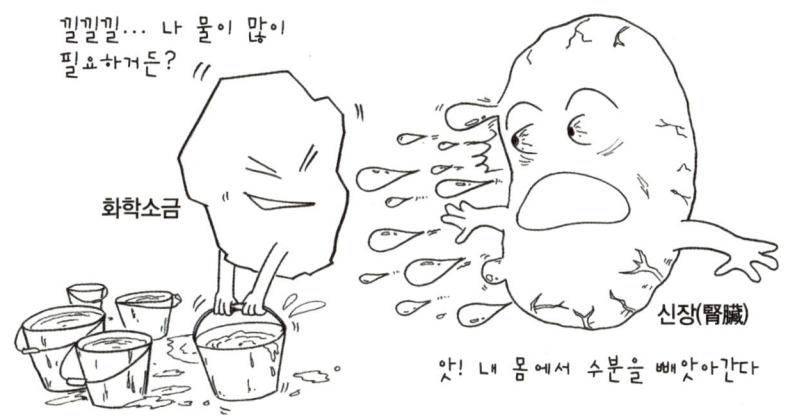

[그림112]

한편 신장 결석은 오줌이 농축되었을 때 생기는 것으로 불용성 칼슘, 염분, 요산 등이 농축되어 결정체로 만들어진 것이다. 이때 신장에서 방광으로 내려가는 수뇨관에 심한 압박과 통증이

가해진다. 이는 화학소금과 육류의 과다 섭취에 따른 것으로 신장 부위를 따뜻한 찜질과 마사지를 통해 혈관을 이완시켜 주면 쉽게 치유된다. 요즘에는 병원에서 레이저로 손쉽게 치료하는 경우도 있다. 하지만 중요한 것은 질병이 생활습관에서 발생하므로 평소에 건강에 좋은 습관을 들여야 한다는 점이다.

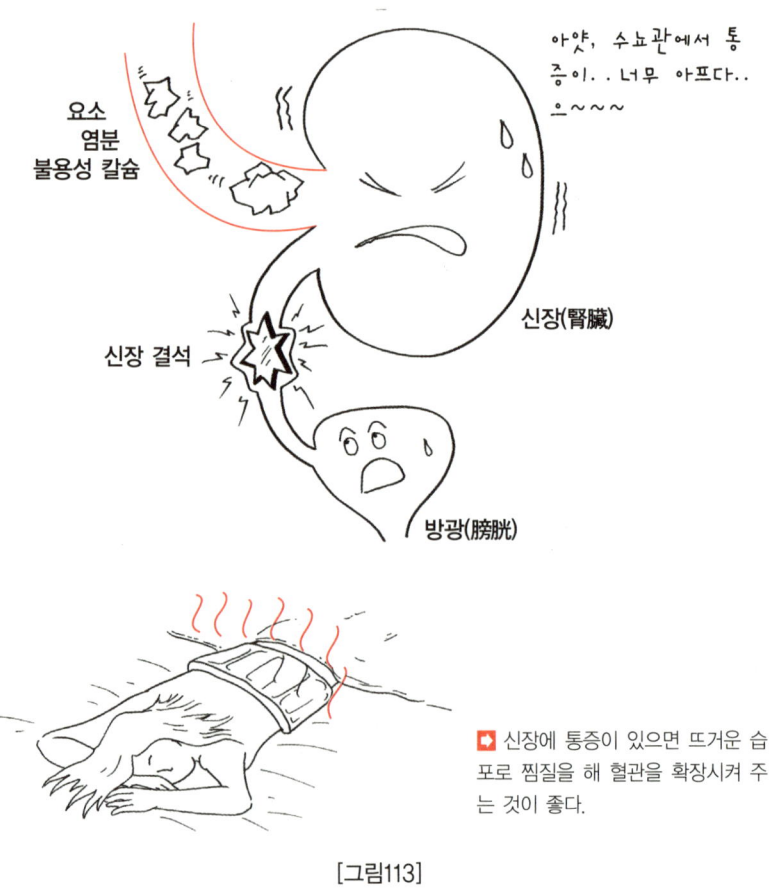

➡ 신장에 통증이 있으면 뜨거운 습포로 찜질을 해 혈관을 확장시켜 주는 것이 좋다.

[그림113]

신장염이나 사구체 염증은 퇴행성 변화로 인한 저체온 현상으로 이것은 대부분 사구체신염에 의한 것이다. 이 경우에는 부종(浮腫)이 일어나며 혈뇨(血尿)와 단백뇨의 증상이 나타난다. 또한 연쇄구균(連鎖球菌) 감염이 그 독소에 대한 알레르기 현상으로 발증(發症)한다. 만약 사구체의 동맥혈이 저체온화하면 혈액이 모이기 때문에 신장은 전체적으로 혈액을 받아들이지 않게 된다. 그러면 우리 몸의 혈압은 상승한다.

병원에서 주는 혈압 약은 심장 기능을 떨어뜨리고 신장에서 강제로 이뇨 작용을 하게 하는 약이다. 따라서 심장은 무리하게 혈액을 들여보내느라 금방 지치기 때문에 저체온화가 더욱 가중된다. 그러면 다시 병원을 찾는 악순환이 반복된다.

특히 단백질 분해물질인 요소는 손상된 신장에 감염을 일으켜 급성 신염이 되고 이후 만성 신염으로 진행된다. 손상 받은 사구체는 찢어진 구멍 사이로 단백뇨는 물론 혈뇨까지 빠져나오게 만들어 심한 통증이 따른다. 이러한 질병은 병원에서 항생제로 금방 치료되는 듯하지만 저체온의 원인을 해결하지 않으면 고질병으로 진행되고 후에 다른 여러 가지 질병을 불러오게 된다.

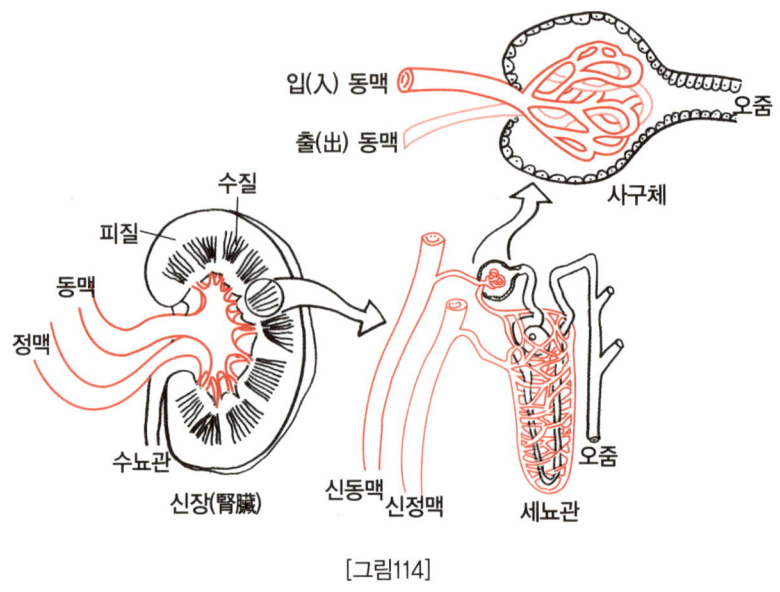

[그림114]

　신장의 건강을 위해서는 체온 상승이 가장 효과적이다. 신장이 손상되면 고열과 피로감, 그리고 뻐근함을 느끼게 된다. 따라서 평소에 혈액순환을 위해 수분을 충분히 섭취하는 것은 물론 몸을 보호하는 습관을 들여야 한다.

　우선 동물성 단백질 섭취를 가급적 줄여야 하며 아예 먹지 않는 것도 좋다. 대신 곡류와 콩으로 단백질을 섭취하면 좋은 단백질을 얻을 수 있다. 육류는 혈액을 탁하게 하고 수분을 고갈시킨다. 또한 칼슘의 농도를 떨어뜨려 신장의 부담을 더욱 가중시킨다. 스트레스 역시 신장에 좋지 않다. 혈액에 스트레스 호르몬이 흐르면 신장이 정화해야 할 대상이 늘어나기 때문이다.

특히 약을 먹을 경우에는 물 섭취량을 늘려야 한다. 그래야만 신장의 정화 노력을 줄여줄 수 있다. 또한 갑자기 무리한 운동이나 다이어트를 하는 것도 신장에 좋지 않다. 점점 늘려가면서 몸이 적응할 수 있도록 해야 한다. 신장의 부담을 조금이라도 줄여주고 싶다면 반신욕이나 찜질팩으로 피로를 풀어주는 것이 좋다.

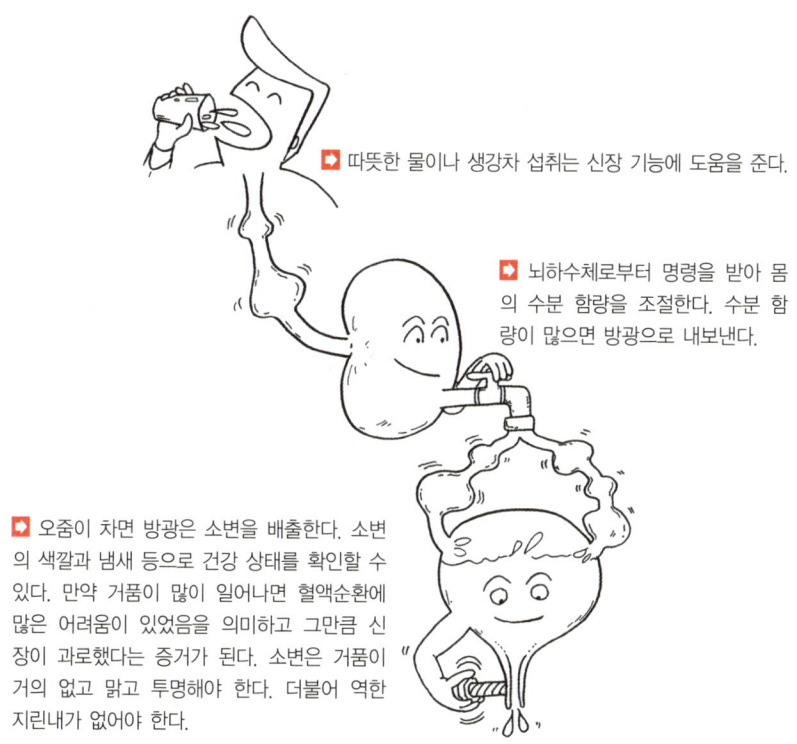

➡ 따뜻한 물이나 생강차 섭취는 신장 기능에 도움을 준다.

➡ 뇌하수체로부터 명령을 받아 몸의 수분 함량을 조절한다. 수분 함량이 많으면 방광으로 내보낸다.

➡ 오줌이 차면 방광은 소변을 배출한다. 소변의 색깔과 냄새 등으로 건강 상태를 확인할 수 있다. 만약 거품이 많이 일어나면 혈액순환에 많은 어려움이 있었음을 의미하고 그만큼 신장이 과로했다는 증거가 된다. 소변은 거품이 거의 없고 맑고 투명해야 한다. 더불어 역한 지린내가 없어야 한다.

[그림115]

8) 호흡기 질환

요즘 알레르기성 질환으로 비염이나 천식 환자들이 부쩍 늘어나고 있다. 환경오염으로 인한 사스(SARS) 같은 바이러스와 균, 이물질 등 외부에서 들어오는 물질을 가장 먼저 접하는 호흡기는 면역의 1차 관문이다. 그런데 요즘 이곳에서 심상치 않은 문제점이 발견되고 있다. 그것은 바로 겨울철에 더 자주 발생하는 저체온 증상이다.

① 비염

오감 중 하나인 냄새 맡는 기능은 상상력을 자극해 아름다움을 느끼게 해주고 이로써 사람을 행복하게 만들어준다. 예전에는 단순히 흙먼지가 코 점막으로 흡입되는 것이 대부분이었지만, 산업화가 진행되면서 지금은 폐로 들여보내서는 안 될 여러 가지 물질이 코 점막을 위협하고 있다. 또한 꽃가루는 과거에 코 점막을 강화시켜 주고 향기를 느끼게 해주는 물질이었지만 지금은 두려운 존재가 되어 버렸다. 이는 코 점막의 면역력이 떨어졌기 때문이다.

작은 자극에도 크게 반응해 재채기나 콧물, 심지어 두통을 비롯해 얼굴에 홍반까지 나타나는 것은 코 점막이 저체온으로 인해 면역 기능이 떨어져 사리 분별력이 없어진 탓이다. 한마디로 이것은 자기면역 질환이다.

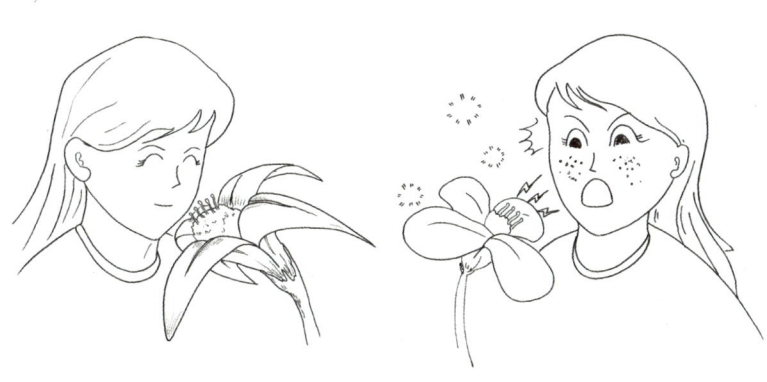

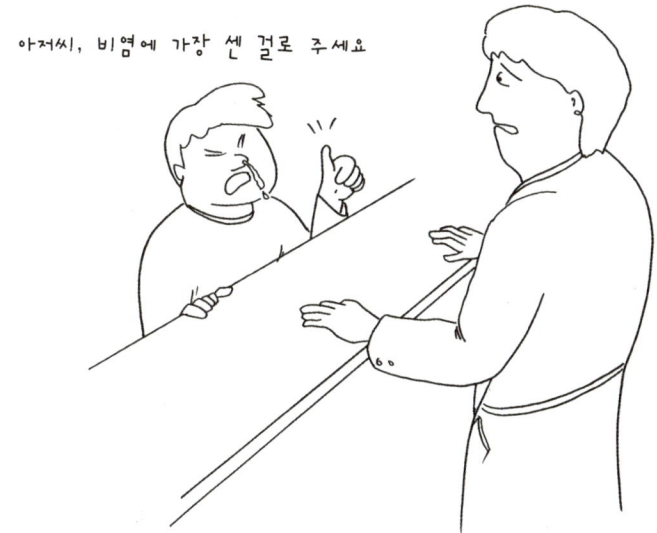

[그림116]

우리나라 국민의 10~20퍼센트가 알레르기성 비염 증상을 보이고 있고, 청소년은 30~40퍼센트가 가볍거나 심한 비염 증상이 있다. 특히 청소년기의 비염은 집중력을 떨어뜨리기 때문에 수험생에게는 여간 괴로운 일이 아니다.

일반적으로 비염 환자에게는 항알레르기나 항히스타민제를 많이 처방한다. 이는 너무 과민한 면역을 기절시키는 방법이지만, 약효가 떨어지면 면역이 잠자고 있던 순간에 쌓인 많은 자극 물질에 더 크게 반응해 괴로움이 커진다. 그러면 마찬가지로 더 강한 처방이 이뤄지는 악순환이 반복된다.

히스타민(Histamine)이란 우리 몸에서 이물질을 몸 밖으로 배출하는 역할을 하는 아군을 말한다. 예를 들어 대장에 유해균이 증가하면 히스타민이 간질여 살지 못하게 만든다. 마찬가지로 코 점막에 이물질이 늘어나면 히스타민이 접근해 간질인다. 그러면 도저히 견디지 못하고 밖으로 나가거나 죽어버린다. 그런데 이 히스타민이 너무 많아지면 면역에 문제를 일으키고 만다. 이때 병원에서 처방해 주는 것이 히스타민 억제제이다. 그러나 약의 남용으로 히스타민의 과민반응을 잠재우지 못해 용량을 늘리면 문제가 발생하고 만다. 이는 머리 쪽에서도 특히 비강(鼻腔) 쪽의 체온이 냉해져 생기는 것으로, 면역을 올려 정상적인 기능을 하려면 체온을 상승시켜야 한다.

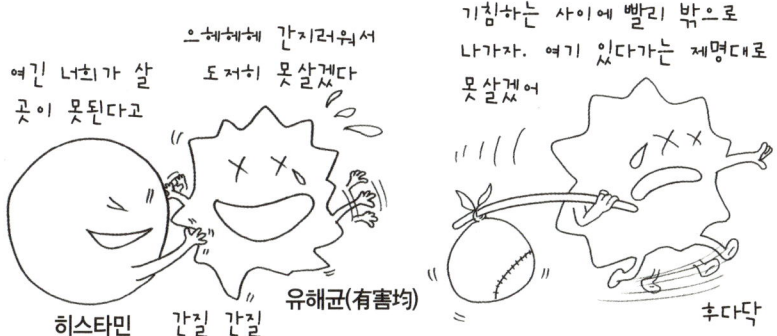

[그림117]

　코 점막이 제 기능을 다하도록 하려면 자극적인 주위 환경을 모두 제거해야 한다. 우선 환경 호르몬이 과다 발생하는 생활용품과 컴퓨터의 장기 사용을 자제하고 알맞은 영양소를 균형 있게 섭취해야 한다. 또한 운동을 통해 체온 상승을 돕고 코 점막의 자극을 정상으로 돌려놓기 위해 천연 아로마 향을 끓는 물에 넣고 향을 맡아야 한다. 그러면 코 점막이 건강해져 작은 반응에도 민감하게 작용하는 일은 없을 것이다.

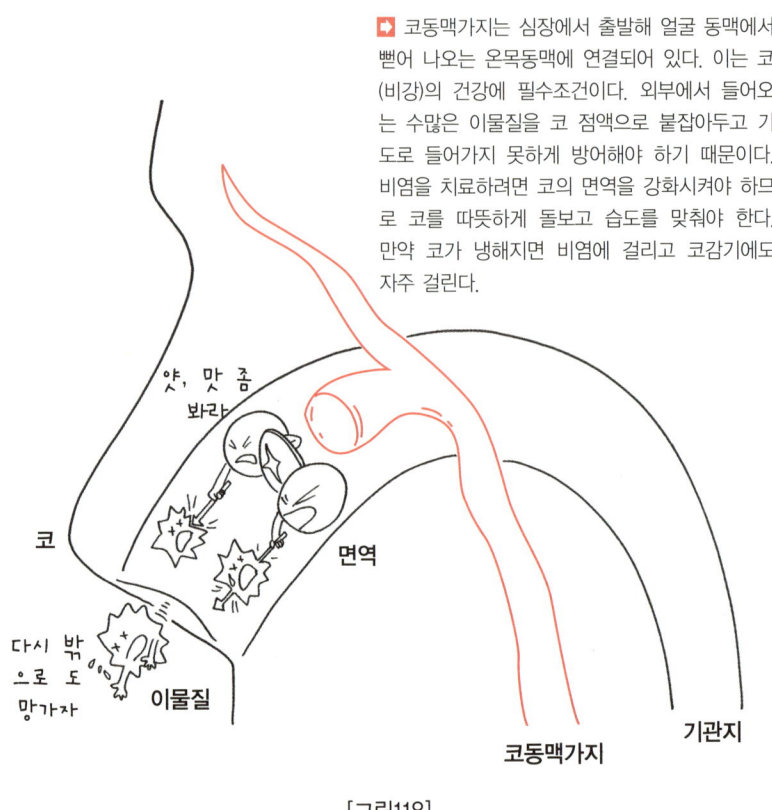

[그림118]

② 천식

천식을 흔히 소모성 질환이라고 하는데 그 이유는 산소나 기타 영양분을 다른 기관보다 더 많이 소모하기 때문이다. 천식은 기관지나 폐 기관의 문제로 발생하는 질병이기 이전에 다른 장기나 영양 흡수의 문제로 발생한 저체온 현상이다. 늘 그렇듯 질병의 원인을 어느 하나에서 찾으면 해결책을 내놓기 어렵다. 우리 몸은 서로 연관되어 있고 그 연관 속에서 여러 가지 질병이 발생하게 된다. 천식의 경우 소아형의 가장 큰 요인은 식생활 문제이고, 성인형은 환경적 요인이 크다.

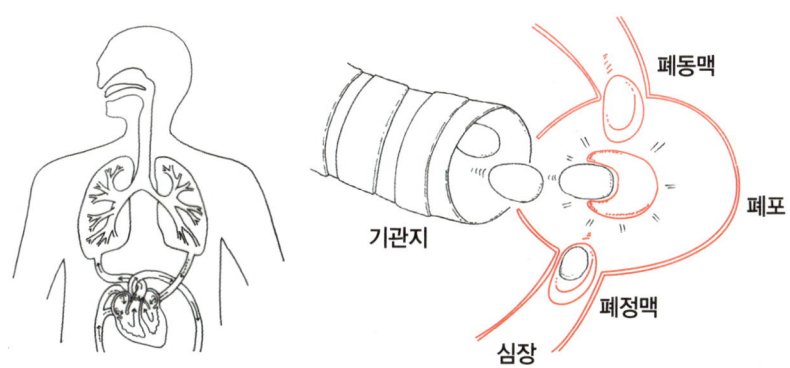

▶ 대정맥에서 들어온 혈액이 우심실을 지나 폐 쪽으로 다시 흘러들어간다. 그리고 기관지에서 들어온 산소를 적혈구가 받아 심장 쪽으로 들어가 전신에 산소와 영양분을 공급한다.

[그림119]

폐로 들어오는 환경오염물질이 기관지에서 적혈구와 만나 결합하면 불량 적혈구가 되어 온몸에 활성산소가 만들어지는데, 이는 불완전연소가 되어 암이나 알레르기를 일으키는 자가면역질환의 원인이 된다. 만약 담배를 피운다면 일산화탄소(연탄가스의 독성)가 산소보다 친화력이 무려 400배가 높기 때문에 더욱 위험하다.

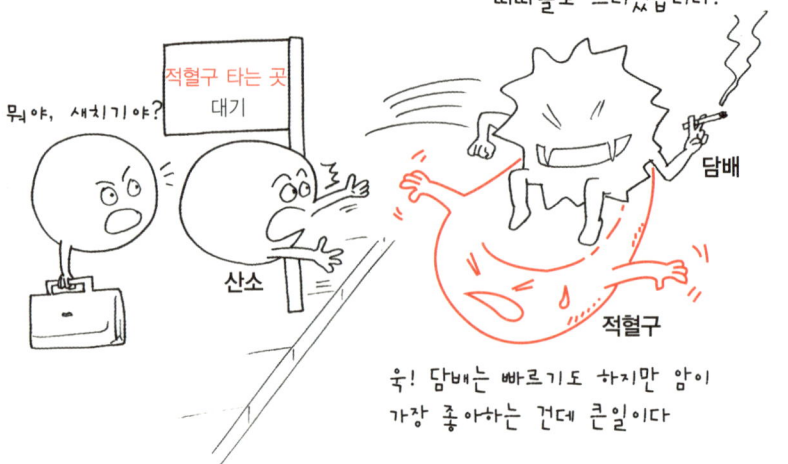

▶ 호흡기를 통해 들어오는 환경오염물질이나 담배는 산소보다 친화력이 좋아 산소가 결합하려 하면 먼저 결합해 몸속에서 불완전연소를 한다. 그러면 활성산소가 대량 만들어지고 그로 인해 여러 가지 질환에 걸리게 된다. 특히 암은 활성산소와 매우 깊은 관계가 있다.

[그림120]

먼저 소아형 천식에 대해 알아보자. 한 조사 결과에 따르면 위궤양 환자의 98퍼센트가 호흡기관에 알레르기 질환이 있다고 한다. 또한 알레르기 질환이 있는 어린이 43명 중 25명이 위궤양을 앓고 있는 것으로 나타났다. 즉, 소화기관과 호흡기관은 밀접한 관계가 있다는 얘기인데, 이는 혈액이 전신을 돌기 때문에 발생하는 것으로 추측된다.

실제로 위에서 단백질이 잘 분해 되지 않거나 소장에서 흡수되지 않으면 아토피나 관절염 등 여러 가지 문제가 발생한다. 특히 이것은 폐의 점액을 막거나 폐포를 망가뜨려 알레르기를 일으킨다. 이 경우 집먼지진드기나 애완동물의 털, 꽃가루, 곰팡이 등에 과잉 반응을 나타내게 된다. 그러나 이런 물질이 알레르기의 원인이라기보다 위에서 말한 원초적인 문제가 발생해 더 크게 반응을 나타내는 것이다. 대표적인 원인물질은 우유나 분유, 과자류이다.

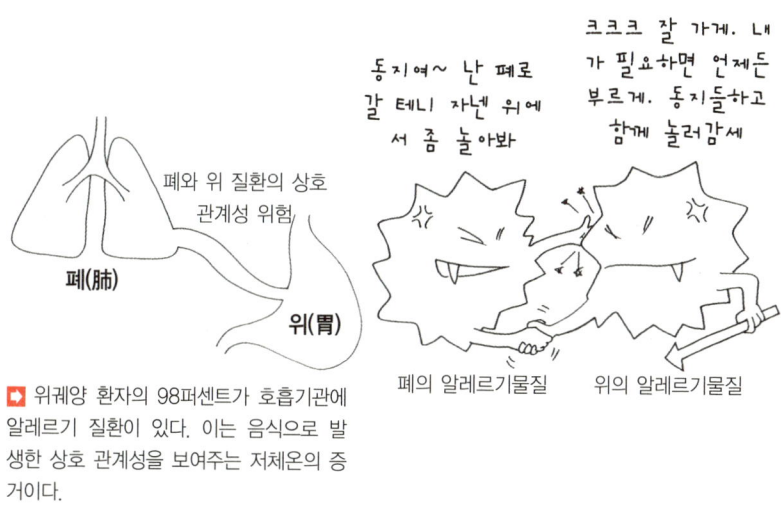

🔴 위궤양 환자의 98퍼센트가 호흡기관에 알레르기 질환이 있다. 이는 음식으로 발생한 상호 관계성을 보여주는 저체온의 증거이다.

[그림121]

성인형 천식의 경우는 좀 다르다. 불과 30~40년 전만 해도 환경오염이 심각하지 않았고 덕분에 대부분의 먹을거리가 소화 흡수에 무리가 없었으며 오히려 낙후된 생활환경으로 폐렴이 많았다. 하지만 지금은 환경오염이 가장 큰 원인이라고 할 수 있다.

특히 사회생활로 인한 환경 노출이 늘어나면서 대기오염이나 담배로 인한 폐해가 매우 위협적이다.

　황사나 대기오염의 미세한 입자가 기관지를 타고 내려오면 기관의 상피세포 섬모가 이물질을 걸러낸다. 이때 재채기를 통해 이물질을 밖으로 내보내는데 만약 담배연기나 유독가스를 맡으면 섬모세포가 잠시 마비 상태가 되어 독성물질을 걸러내는 일을 중단하고 만다. 그러면 많은 독성물질이 점액분비샘들을 막아 폐를 저체온으로 말라죽게 만든다. 이는 불완전연소로 활성산소를 만들어 암세포를 키우는 작용을 한다.

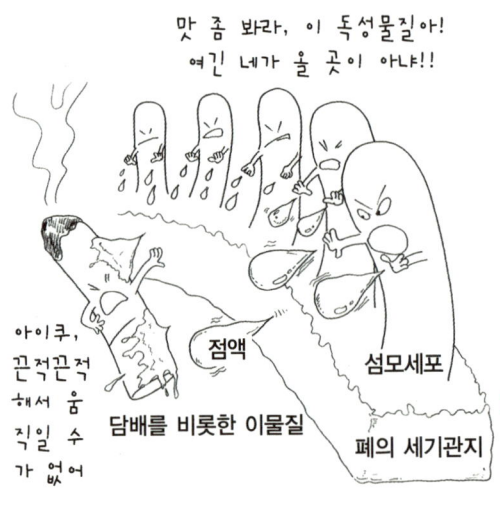
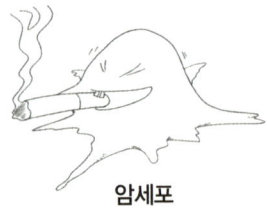

🔴 성인형 천식의 경우 담배나 독성물질로 인한 알레르기성 질환이 많지만 선천적 폐의 저체온으로 질병이 생기는 경우도 많다. 그리고 간접흡연의 영향력도 있음을 간과해선 안 된다.

[그림122]

9) 암

한국인 평균 사망률의 25퍼센트를 차지하는 암은 저체온에서 발생하는 비정상적인 세포덩어리로 다른 장기까지 위협해 전이하는 특성이 있다. 하지만 체온이 상승하면 암은 괴사한다. 이는 암이 열을 싫어하고 차가운 것을 좋아한다는 뜻이다. 다시 말해 암을 피하는 유일한 길은 정상체온을 유지하는 것이다.

세포는 본능적으로 DNA라는 정보에 순종하며 살아간다. 처음에 난자와 정자가 만나 하나의 세포를 이루고 생명을 잉태하면서부터 세포는 본연의 임무에 충실하며 살아가게 되어 있다. 난자는 10억 개 이상의 정자 중에서 유독 한 마리의 정자와 수정을 이루며 그 다음으로 세포 분열이 일어난다. 세포 분열은 처음의 두 개에서 4배, 그리고 8배로 배수의 법칙에 따라 이루어진다.

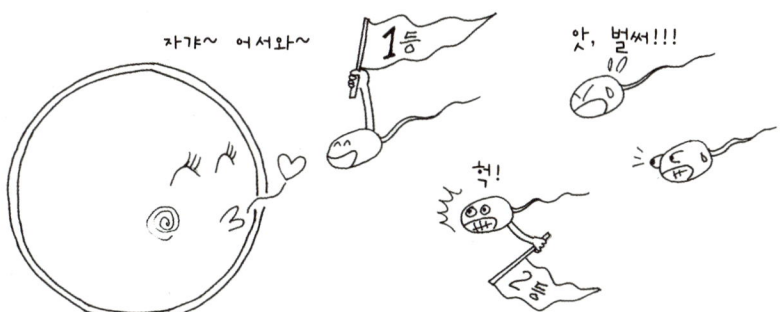

▶ 한 개의 난자와 수정하기 위해 약 10억 개의 정자가 사정되지만 가장 건실하고 강한 정자 한 개가 난자에 도달한다. 그리고 가장 완벽하고 건강한 생명으로 태어날 준비를 한다. 이 모든 것은 정상체온일 때만 가능하다.

[그림123]

이것은 누가 시켜서 일어나는 것이 아니며 세포가 알아서 자신의 역할을 알고 정확히 인체의 장기를 만들어낸다. 그뿐 아니라 장기의 위치, 혈관의 이음, 신경 구조까지 만들며 수개월이 지나면 완전하게 살아 있는 생명체를 완성시킨다. 그러나 이것이 가능하려면 정상체온이 유지되어야 한다. 엄마의 정상체온은 세포 분열에 필요한 영양 공급은 물론 양수 안에서 태아가 건강하게 자라도록 가장 쾌적하고 좋은 환경을 만들어준다.

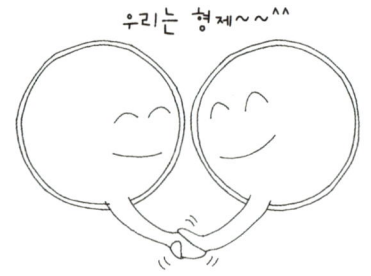

■ 수정된 수정란은 약 20시간 후 스스로 같은 DNA 구조를 가진 두 개의 세포로 본격적인 세포 분열이 이뤄진다.

■ 분열이 시작된 세포들은 사람의 모양을 만들기 위해 누가 시키지 않아도 각자 맡은 임무에 충실히 임한다.

[그림124]

사람의 장기 안에서 세포는 사이좋게 정보를 교환하며 살아간다. 장기가 기능하도록 상호 협력 및 보완하며 몸을 가장 건강하게 만들기 위해 최선을 다하는 것이다. 그중에서 가장 중요한 것은 늘 체온을 정상으로 유지하는 것이다. 정상체온을 유지해야

만 혈액을 통해 세포가 살아가는 데 필요한 영양분을 원활히 공급할 수 있기 때문이다.

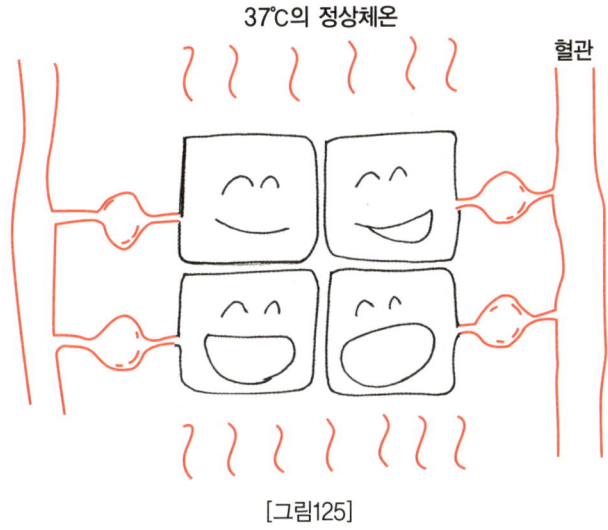

[그림125]

그러나 여러 가지 원인으로 저체온이 진행되면 혈액순환이 원활하게 이뤄지지 않게 된다. 그러면 세포는 정상적인 영양 공급이 어려워져 추위를 느낀다. 이는 신진대사에 문제를 일으키며 DNA의 변형이 일어나게 한다. 변형된 DNA는 비정상적인 정보를 보내고 이로 인해 잘못된 정보를 받은 세포는 절제되지 않은 세포 분열이 일어나 암이 된다.

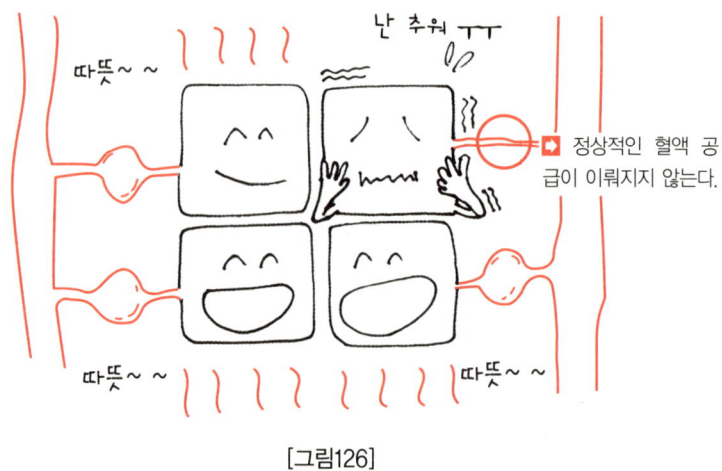

[그림126]

　암세포는 단 하나의 세포에서 발생해 서서히 자기 영역을 넓혀가며 이러한 증상은 거의 느껴지지 않는다. 철저히 외부의 정보를 차단한 채 외롭게 살아가기 때문이다. 또한 정상세포를 자신처럼 암세포로 만들기 위해 철저한 계획을 세워 실행한다.

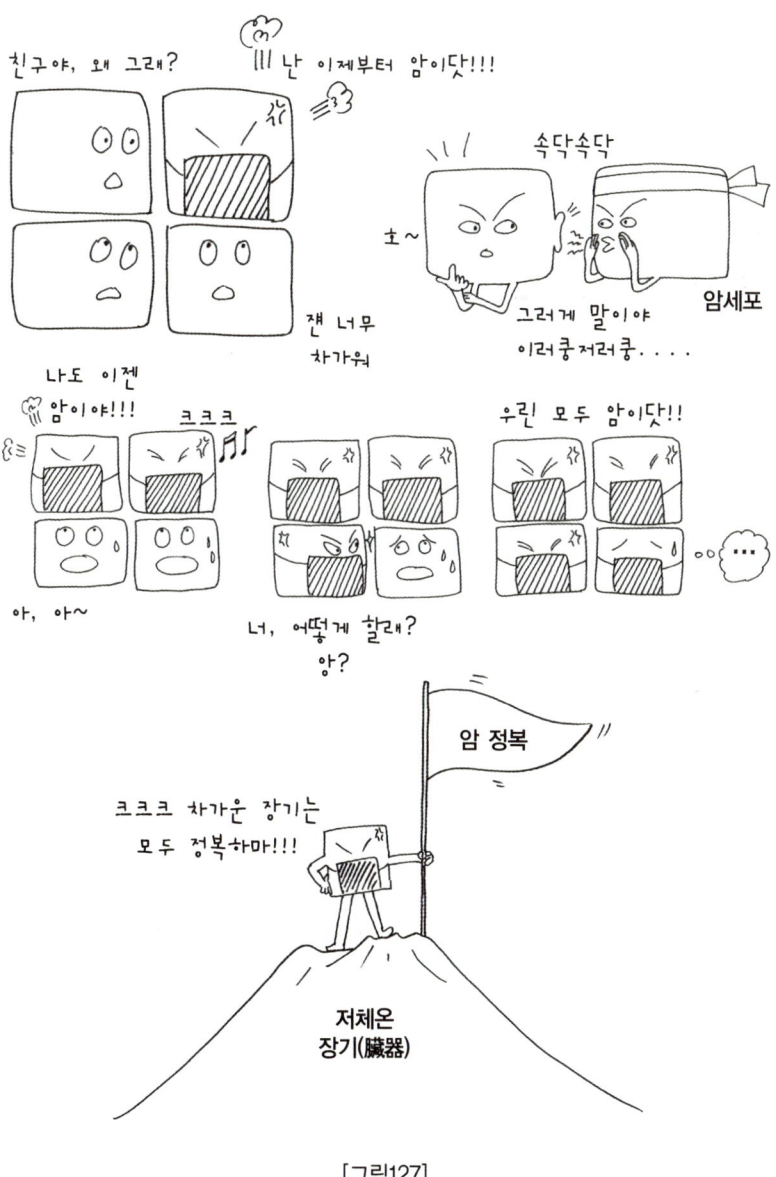

[그림127]

PART 3 저체온으로 인한 여러가지 질병

이렇게 만들어진 암세포는 약 20년 이상의 잠복기를 거쳐 서서히 자라난다. 결국 몸에 이상이 와서 진찰을 받게 되면 이미 초기를 지나 중기, 말기에 이르는 이유가 여기에 있다. 대부분의 암은 처음에 통증 없이 진행된다. 하지만 1센티미터의 암이 약 10억 개 이상의 세포로 이뤄져 있다고 한다면 상상이 가는가? 초기를 지나 중기, 말기가 되면 암은 대략 3~5센티미터가 되고 이는 수백억 개의 암세포로 이루어져 있는 셈인데 실로 놀라운 일이 아닌가. 불행히도 현대 의학에서는 1센티미터의 암세포를 알아내기 어렵다. 그리고 암세포는 끊임없이 나를 공격한다.

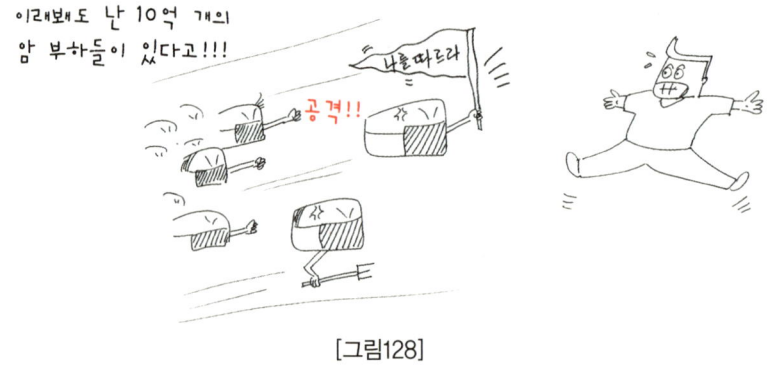

[그림128]

암은 크게 양성종양과 악성종양으로 나뉜다. 우리가 지금이라도 정상체온을 유지한다면 양성종양은 쉽게 정상세포로 돌려놓을 수 있다. 그러나 저체온이 계속된다면 양성종양은 서서히 악성종양으로 발전하며 이내 힘겨운 암투병의 서막을 맞이하게 된다.

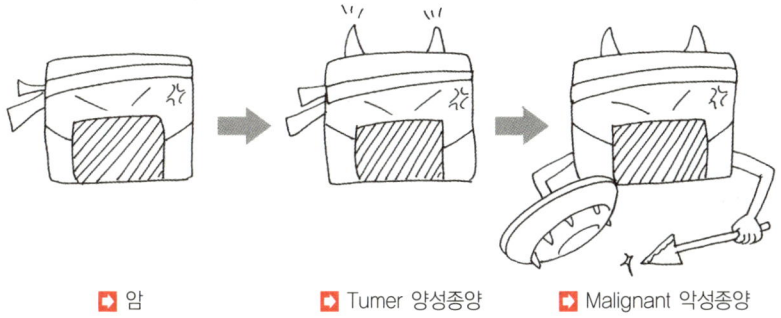

➡ 암   ➡ Tumer 양성종양   ➡ Malignant 악성종양

[그림129] 암의 악성화

　병과 사고는 또 얼마나 많은가? 현재 네 명 중 한 명은 암으로 사망한다고 한다. 또한 2000년대에 출생한 세대들은 나중에 두 명 중 한 명이 암으로 사망할 확률이 높다고 한다. 그렇다면 4인 가족 기준으로 50퍼센트인 두 명이 암으로 사망한다는 얘기이므로 철저한 준비로 다가오는 질병으로부터 자신을 지켜야 한다. 그 방법 중 가장 중요한 것이 바로 정상체온을 유지하는 것이다.

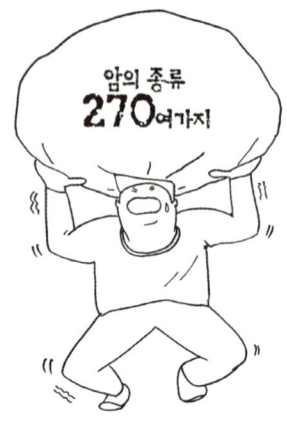

〈표〉 한국인 5대 사망원인(2006년, 통계청 자료)

순위	사망원인	사망 암 원인
1	암	폐암
2	뇌혈관 질환	위암
3	심장질환	간암
4	당뇨병	대장암
5	자살	췌장암

[그림130]

    암의 종류는 270여 가지나 되지만 암 중에서 유독 심장과 소장에는 암이 없다. 혹시 심장암과 소장암이라는 말을 들어본 적이 있는가? 심장과 가장 가까운 폐, 식도, 갑상선, 흉선은 물론 소장, 대장, 위, 십이지장, 췌장, 대장 등의 장기에는 암이 많지만 심장에는 암이 접근하지 못한다. 그 이유는 무엇일까?

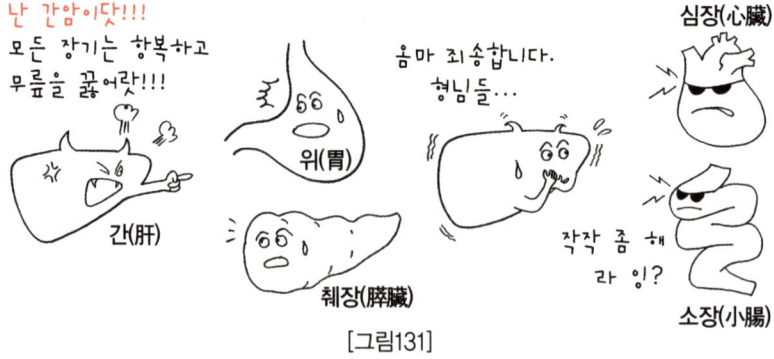

[그림131]

심장과 소장은 인체의 장기 중에서 가장 뜨거운 곳이다. 암은 뜨거운 것을 싫어하며 차가운 것을 좋아한다.

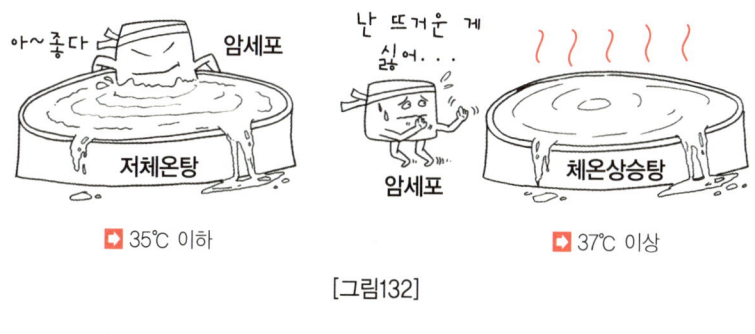

[그림132]

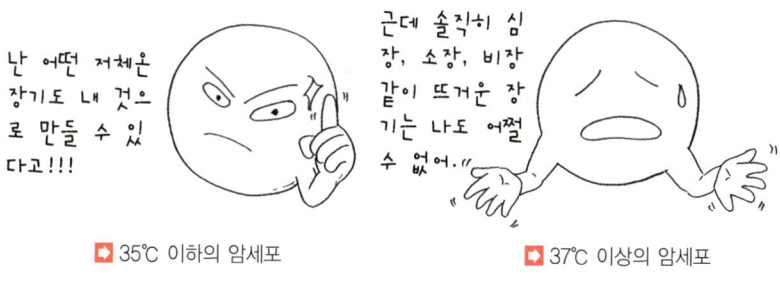

[그림133]

암은 체온 35℃에서 발생한다. 즉, 저체온에서 발생한다는 얘기다. 암은 부위별로 나뉘어져 발생하지만 저체온증으로부터 발생한다는 공통점이 있다. 이는 곧 우리가 정상체온을 유지하면 암을 이길 수 있다는 것을 의미한다.

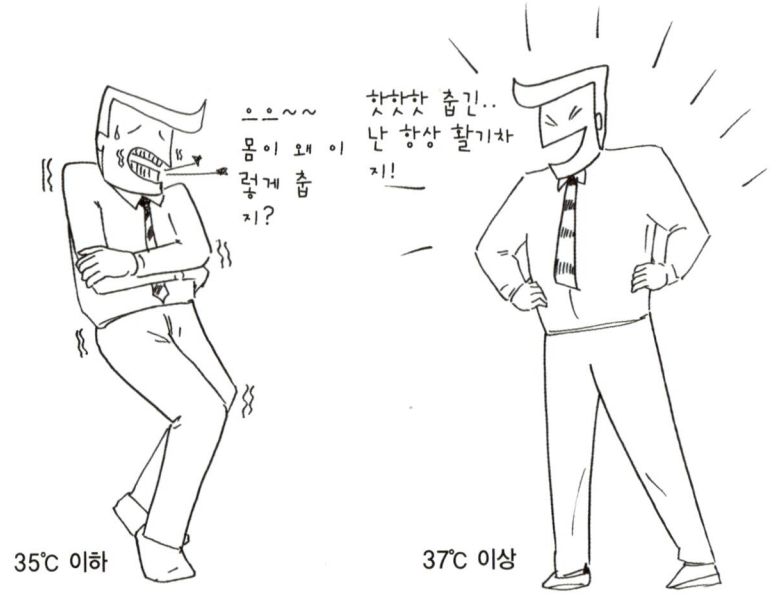

35℃ 이하　　　　　　　37℃ 이상

➡ 암은 부위와 상관없이 장기가 35℃ 이하　➡ 건강한 사람의 체온은 37℃여야 한다. 그러
의 저체온일 때 걸리는 질병이다. 즉, 몸이 냉　면 어떠한 암도 발생할 수 없다.
(冷)하다는 의미이다.

[그림134]

　실제로 병원에서 열 치료를 통해 암을 완치시킨 사례가 많이 있다. 그 방법은 여러 가지가 있지만 대표적인 것은 약 40℃의 열을 암 부위에 집중적으로 쐬게 하는 것이다. 사실 1℃를 올리는 것이 그리 쉬운 것은 아니다. 처음 37℃까지는 무난하지만 40℃는 집중적인 노력이 요구된다.

　암세포는 40℃에서 사멸시킬 수 있지만 문제는 뇌세포이다. 뇌세포는 반대로 40℃가 되면 파괴된다. 옛날 조상들이 머리는 시원한 곳, 발은 따뜻한 곳에 두라고 한 이유가 여기에 있다. 만약 암을 극복하기 위해 온열 치료나 찜질, 열 치료를 하게 되면 뇌세포가 파괴되지 않도록 머리 쪽을 얼음물로 적신 수건으로 계속 닦아줘야 한다. 그리고 체온을 상승시킨 후 결코 20분 이상을 넘기지 않아야 한다. 전체적으로는 40~50분이 가장 적당하다. 환자의 기운이 쇠약해지거나 소진되어 오히려 역효과가 날 수 있기 때문이다.

한편 백혈구 수치는 사람마다 차이가 있지만 6,000~8000마리이다. 그러나 저체온이 되면 백혈구의 식균 작용이 떨어져 면역에 문제가 생긴다. 운동이나 체온 상승 기구를 활용하면 10,000~20,000개까지 백혈구가 증가하는데 그러면 우리 몸은 면역력이 좋아져 감기 등 웬만한 질병에 걸리지 않게 된다.

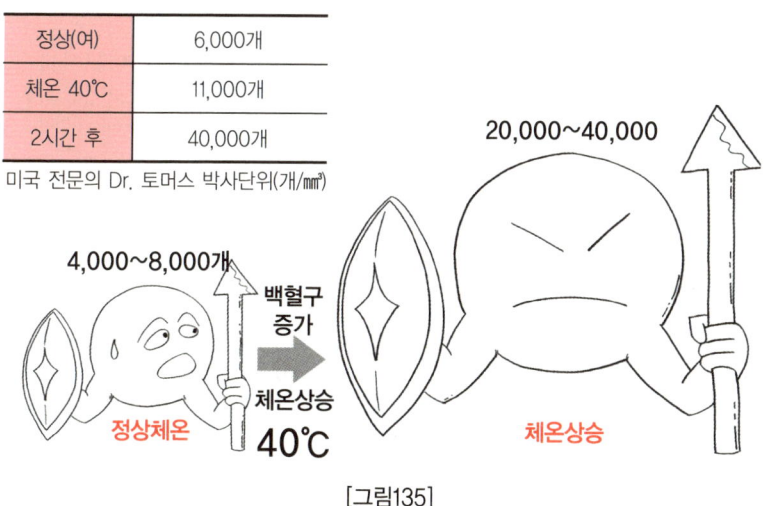

[그림135]

백혈구와 음식물과의 관계 중에서 설탕에 대해 알아보자. 설탕은 혈액을 끈적이게 만들기 때문에 정상적인 혈액순환을 저해해 백혈구의 이동에 문제를 일으킨다. 늦게 도착한 백혈구는 이미 감염된 부위에서 힘겨운 싸움을 해야 하는 것이다. 또한 설탕을 많이 섭취하면 백혈구의 수치 자체가 감소한다. 무엇보다 설탕으로 인해 혈액순환 장애가 발생한다는 것은 곧 혈액의 저체온을 의미한다.

스푼	백혈구 숫자	파괴 능력
1/Ts	14	92%
6Ts	10	85%
12Ts	5.5	60%
18Ts	2	25%
24Ts	1	0%

오리곤 대학 ESHA 리서치 조사

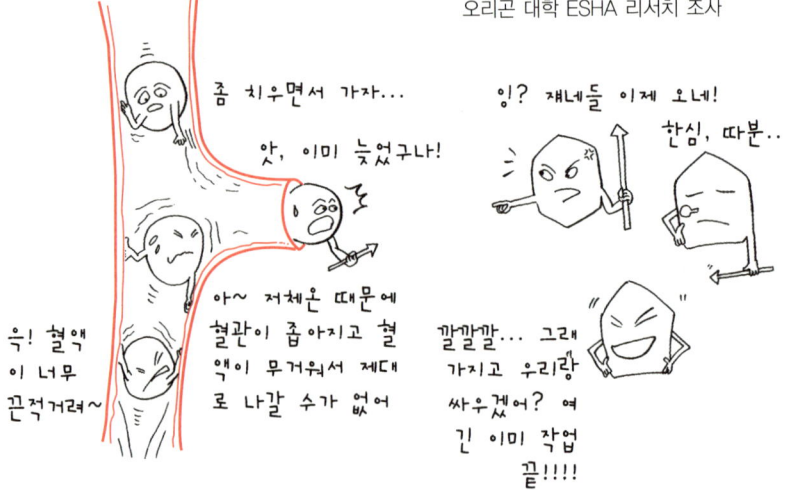

[그림136]

암이 40℃에서 사멸된다는 것이 널리 알려지면서 최근에는 자연 면역학이 각광을 받고 있다. 이는 자가 치유력을 높여 암을 치유하는 방법이다. 특히 체온 유지에 신경 쓰고 체온을 상승시키는 방법을 알고 있으면 가정에서도 얼마든지 자가 치유력을 높일 수 있다.

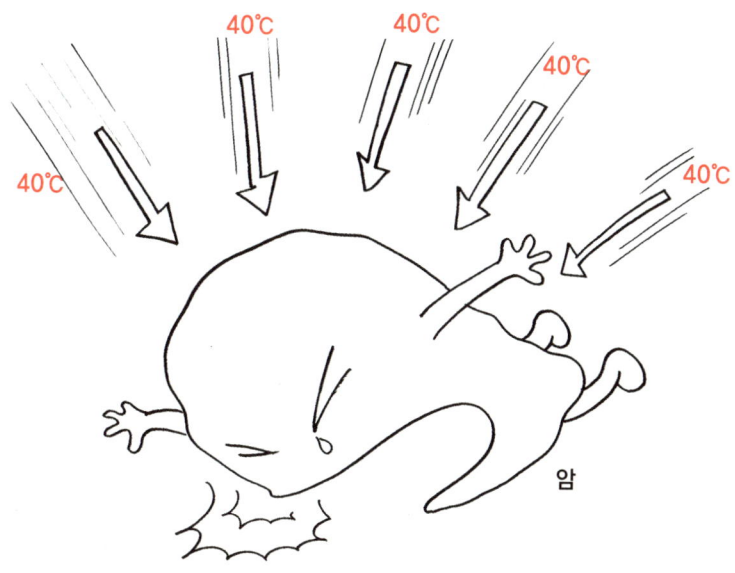

[그림137] 암은 40℃에서 사멸된다.

백혈구는 크게 8종류가 있으며 세부적으로 나누면 복잡한 가족력이 있다. 그러나 방어에서 만큼은 어떠한 빈틈도 허락하지 않고 일을 척척 해낸다.

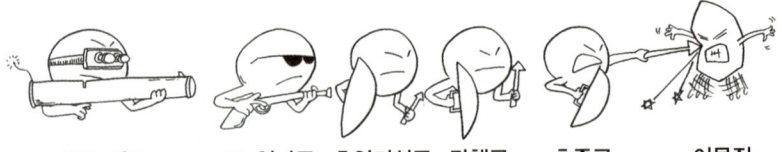

[그림138]

T-임파구의 암세포를 죽이는 과정을 살펴보면 식균 작용 외에 암에 산소를 공급해 폭파하는 방법도 있다. 이를 일명 '임파섹스'라고 하는데 이 과정에서 적혈구가 하는 일이 따로 있다. T-임파구가 암에게 충분한 양의 산소를 주입시키도록 산소 공급책을 맡는 것이다. 적혈구가 혈류를 타고 산소를 갖고 오면 T-임파구가 암을 죽이게 되는데 이때 혈액순환이 매우 중요하다. 저체온으로 인해 산소 공급이 원활하지 못하면 T-임파구 활동이 제한을 받고 그러면 암을 빨리 퇴치하기가 어려워진다.

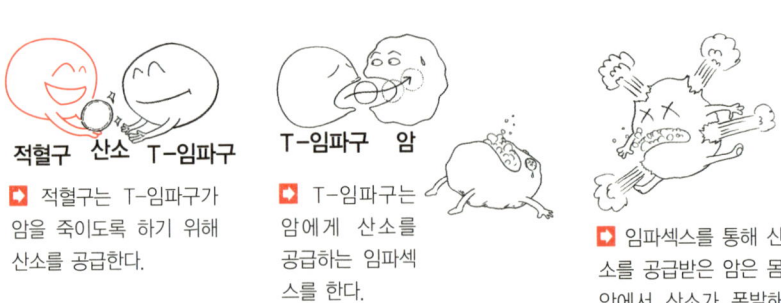

- 적혈구는 T-임파구가 암을 죽이도록 하기 위해 산소를 공급한다.
- T-임파구는 암에게 산소를 공급하는 임파섹스를 한다.
- 임파섹스를 통해 산소를 공급받은 암은 몸 안에서 산소가 폭발해 사멸된다.

[그림139]

10) 신경정신과 질환

사회의 다변화가 심화하면서 나타난 질환 중 하나가 정신질환이다. 근래에는 우울증으로 인한 자살과 외부 환경 변화에 적응하지 못해 발생하는 극단적 현상들이 늘어나면서 우리를 더욱 충격으로 몰아가고 있다. 날로 증가하는 이런 정신질환 역시 저체온과 깊은 관계가 있다.

① 우울증

현재 우리나라의 우울증 증세 환자는 27만 명으로 추정되고 있으며 그중 여성이 남성의 두 배에 이르고 있다. 여성이 남성보다 많은 이유는 여성 호르몬과 관계가 있다. 여성 호르몬 분비가 중단되면 신경에 커다란 변화가 발생하기 때문이다. 또한 여성은 사랑받는 존재로서 사랑을 공급해 주는 대상이 변하거나 신뢰가 깨지면 존재 가치에 대한 상실감이 남성보다 커지게 된다. 반대로 남성은 항상 변화에 대응해 살아가기 때문에 어떤 상황이 닥치더라도 적응하려는 의지가 여성보다 강해 흔들림이나 변함의 폭이 작다.

흔히 군중 속의 고독이라는 말을 하는데, 이는 많은 사람과 어울리면서도 정작 허심탄회하게 말할 사람이 없음을 의미한다. 진정한 얘기를 할 사람도, 들어줄 사람도 없는 것이다. 그러다 보면 세상에 자기 혼자 살아가는 듯한 느낌이 들고 더욱이 시간이 지나면서 사랑하는 사람과의 관계가 소원(疏遠)해지면 마음한구석에 자리 잡고 있던 외로움이 커져간다. 이때 세상에서 자기 혼자만 불행하다는 생각이 들면서 긴 인생의 터널을 혼자 걸어가는 듯한 착각에 빠진다. 더불어 점점 자신감과 존재의 정체성을 잃어간다.

이런 현상은 저체온으로부터 시작된다. 또한 이러한 중압감은 몸을 저체온으로 만든다. 인체는 새로운 외부 환경에 노출되면 몸을 보호하기 위해 긴장한다. 이것도 일종의 스트레스이다. 그러나 일단 환경에 적응하면 긴장이 풀어지고 몸이 따뜻해진다. 예를 들어 갑자기 놀라거나 당황하면 얼굴이 창백해지고 몸이 얼음장처럼 차가워지는 것과 반대의 현상이 나타나는 것이다.

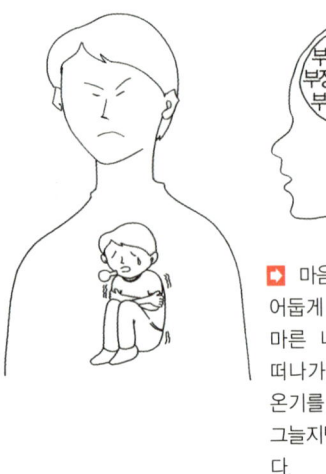

▶ 70 평생을 살면서 웃는 데 사용하는 시간은 겨우 88일이다. 인간은 생후 2~3개월 이후부터 웃기 시작하며 보통 6세 아이는 하루에 300번 정도 웃지만 성인은 하루 14번만 웃는다. 그리스 철학자 아리스토텔레스는 사람이 짐승과 다른 점은 웃는 데 있다고 했다.

▶ 마음의 그늘은 사람을 어둡게 만든다. 잎사귀가 마른 나뭇가지는 새들이 떠나가듯 그늘진 마음은 온기를 빼앗긴다. 마음이 그늘지면 저체온이 찾아온다.

[그림140]

우울증은 마음의 병이다. 마음은 정신을 지배하며 정신은 육체를 지배한다. 따라서 마음이 이미 차가워졌다면 정신도 굳어있을 테고 몸 또한 저체온일 것이다.

생각이 소극적이고 국소적, 부정적인 것 역시 저체온의 증상이다. 그러므로 항상 긍정적이고 적극적이며 열정적으로 살아가고자 노력해야 한다. 열정은 정신을 따뜻하게 만들지만 이것이 식으면 무기력해지면서 만사가 귀찮아진다. 그러면 게을러지고 몸은 냉해진다. 이 모든 것은 저체온의 증상들이다.

② 치매

치매는 뇌의 저체온으로 인해 발생하는 정신 질환이다. 사람은 누구나 늙고 늙는다는 것은 뇌의 활성이 줄어든다는 것을 의미한다. 신체 중에서 산소를 가장 많이 필요로 하는 기관은 바로 뇌이다. 전체 산소의 80퍼센트까지 사용하기도 한다. 그리고 산소 결핍으로 질병이 발생하기 쉬운 기관 중 두 번째가 뇌이기도 하다. 산소와 영양의 결핍이 뇌의 저체온을 만들고 치매를 불러오는 것이다.

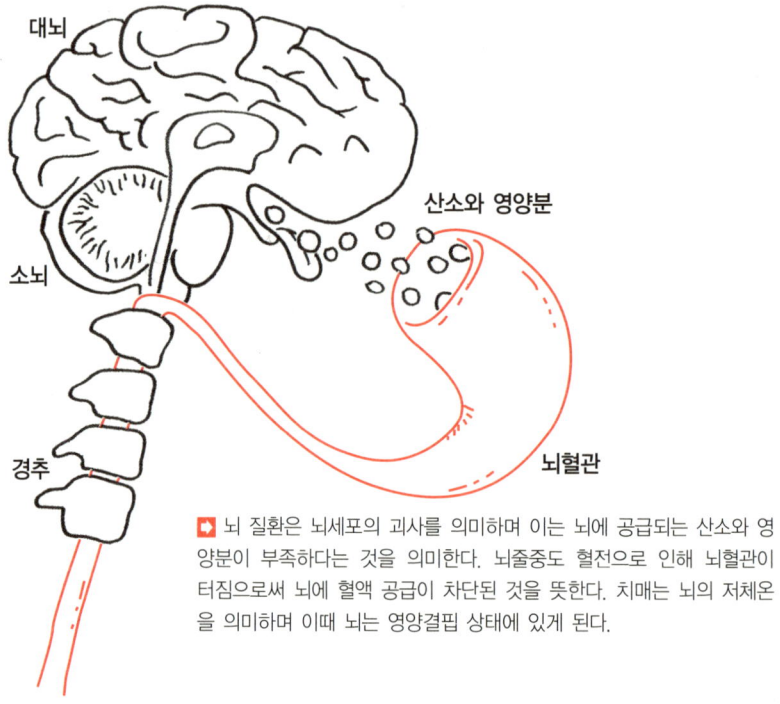

➡ 뇌 질환은 뇌세포의 괴사를 의미하며 이는 뇌에 공급되는 산소와 영양분이 부족하다는 것을 의미한다. 뇌중도 혈전으로 인해 뇌혈관이 터짐으로써 뇌에 혈액 공급이 차단된 것을 뜻한다. 치매는 뇌의 저체온을 의미하며 이때 뇌는 영양결핍 상태에 있게 된다.

[그림141]

치매는 뇌세포의 괴사를 의미한다. 몸에는 혈액을 공급하는 교감신경과 혈액을 조절하는 부교감신경이 있다. 이들 신경은 감정에 따라 혈액 양을 조절하는데 불안과 걱정, 우울증 등이 뇌세포에 스트레스를 주면 심장은 더 많은 혈액을 공급하려 한다. 문제는 혈액 속에 스트레스 호르몬인 아드레날린이 섞여 뇌에 전달된다는 점이다. 그러면 뇌는 흥분하며 더 긴장해 차가워진다. 뇌가 가장 좋아하는 것은 감사하는 마음이다. 감사는 감동을 선사하며 기쁨과 함께 뇌 활동을 자극해 뇌세포의 활성화를 돕는다.

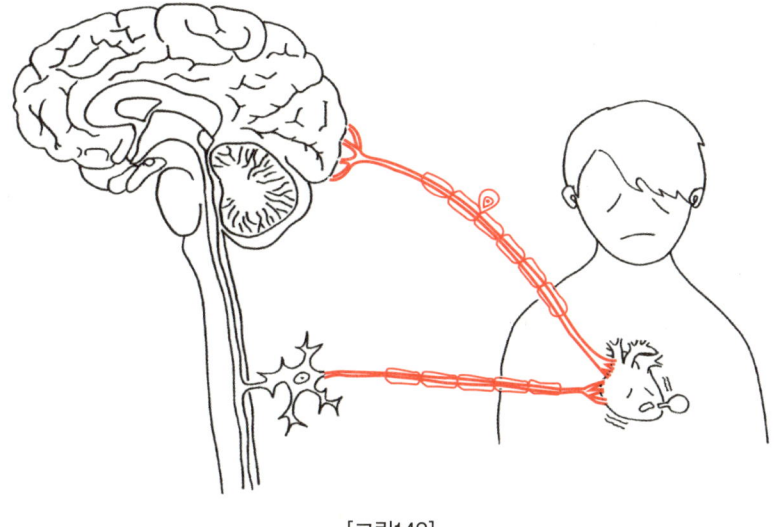

[그림142]

③ 알츠하이머

　노화 과정에서 발생하는 것이 바로 악성신생물(惡性新生物), 즉 암이다. 이는 세포 단백질 합성 과정에서 혼란이 일어나 유전자(DNA)가 세포 재생에 대해 정보를 잘못 전해줘 생기게 된다. 이때 발생하는 것이 활성산소의 유리기(프리라디칼)이다. 이는 본래 인체 방어 작용에 유리한 물질이지만, 정상치인 2퍼센트를 넘어서면 문제를 일으킨다. 유리기는 지방갈색소(Lipofuscin)를 만들며 무엇보다 뇌세포를 공격해 알츠하이머 같은 질병을 일으킨다.

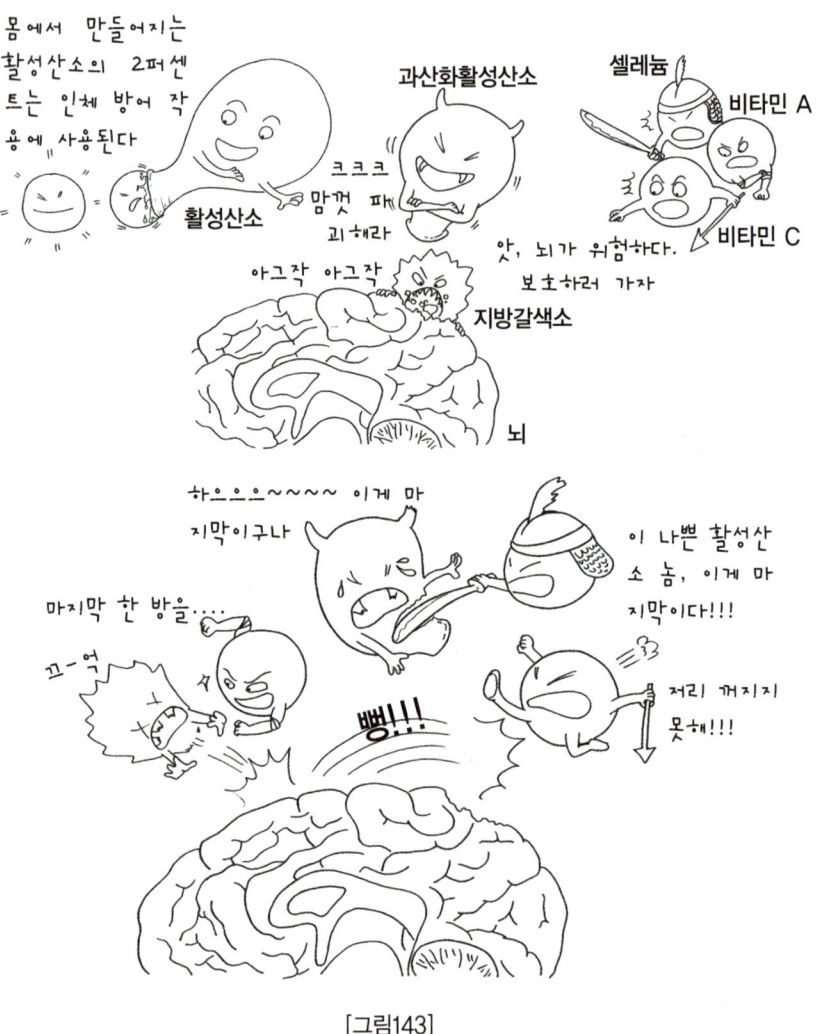

[그림143]

또한 스트레스나 영양 과잉 섭취 시에도 대량으로 만들어진다. 한 연구조사에서 자유 급식과 제한 급식을 할 경우, 제한 급식을 한 부류가 질병도 적고 건강하게 오래 사는 것으로 나타났다. 영양 과잉은 위장에 혈액을 과잉으로 모이게 만들며 반대로 뇌는 혈액이 부족해 저체온으로 진행된다. 이것이 습관적으로 자주 반복되면 하루 3만 개에서 10만 개의 뇌세포 사멸이 일어나 뇌의 퇴화를 불러오게 된다. 그러면 뇌는 저체온으로 착란 증세를 일으키며 신경을 건드려 손발이 떨리게 된다.

11) 피부 질환

피부는 외부의 장기로 피부 상태를 통해 몸 안의 질병 상태를 파악할 수 있다. 특히 피부는 외부 환경에 가장 가까이 있으며 내부 장기는 피부의 온도를 통해 수시로 정보를 받아 보호받는다. 또한 피부는 겉으로 드러나기 때문에 사회활동에 중요한 영향을 미치므로 가장 신경이 쓰이기도 한다.

① 여드름

여드름은 단순히 호르몬 반응뿐 아니라 여러 가지 원인에 의해 발생한다. 특히 사춘기 시절에 여드름이 구진성이나 화농성으로 진행되면 정신적으로 예민해질 수 있다. 무엇보다 한 번 진행된 염증성 여드름은 얼굴에 심한 흉터 자국으로 남아 성인이 되어도 사회생활에 지장을 받는 경우가 있다. 예를 들면 자신감을 잃거나 사람을 기피하는 등 소심한 성격으로 발전하는 것이다.

중요한 것은 피부 상태를 개선하려면 피부 그 자체가 아니라 내부의 장기부터 살펴보는 것이 바람직하다는 점이다. 간이나 위장의 질병 원인이 피부를 통해 발산되는 경우가 많기 때문이다.

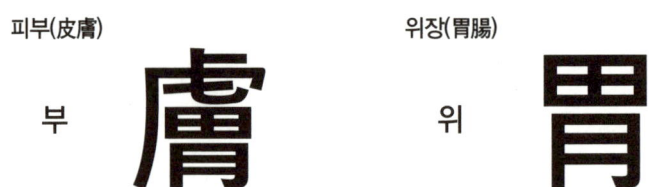

▶ 예로부터 우리 조상은 피부의 결을 보며 위장의 건강 상태를 확인했다. 위는 몸 안에 있는 피부이고 피부는 밖에 나와 있는 위라고 생각했기 때문이다. 따라서 여드름 치료를 하려면 위장과 간장의 건강 상태를 먼저 점검해야 한다.

[그림144]

만약 간에 이상이 있으면 아토피성 여드름과 염증성 여드름이 심하게 나타난다. 그리고 간 기능에 따라 얼굴이 검은색 혹은 노란색으로 변하기도 한다. 이는 간에서 빌리루빈이라는 대사가 어려워 얼굴에 나타나는 것이다. 뾰루지 역시 간에서 독이 얼굴로 표출되는 것이며 심한 기미는 간의 혈류 문제로 발생한다.

위에 문제가 발생하면 얼굴이 붉게 나타난다. 반대로 얼굴이 붉다는 것은 위가 스트레스를 받아 위산이 많이 분비되고 있음을 뜻한다. 위궤양이 생겨도 얼굴에 곰보 비슷하게 나타나며 피부가 매우 거칠어진다. 한마디로 피부는 우리가 먹는 음식물에 그대로 반응한다. 물론 이 모든 것은 저체온의 결과이다.

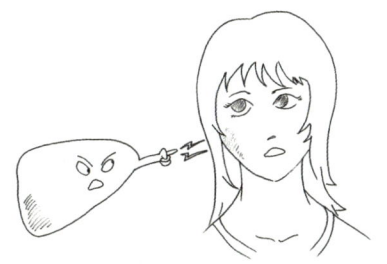
➡ 간이 좋지 않으면 얼굴이 검은색, 노란색으로 바뀌며 뾰루지가 발생하고 기미가 올라온다.

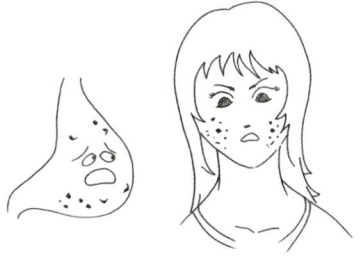
➡ 위가 좋지 않으면 얼굴이 붉게 나타나고 피부 결이 매우 거칠어진다. 또한 각질이 두터워진다.

[그림145]

정상적인 상태에서는 호르몬이 과잉 생산되지 않는다. 뭔가 원인을 제공했기 때문에 호르몬 분비가 왕성해진 것이다. 예를 들어 만약 청소년이 컵라면이나 유제품 등을 즐겨 먹는다면 호르몬이 과잉 생산된다. 이는 제품의 원료 자체도 문제지만 더 중요한 것은 원재료를 감싸는 포장 때문이다. 컵라면 포장지에서는 상당량의 환경 호르몬이 흘러나온다. 이러한 환경 호르몬은 여성 호르몬 등을 과잉 분비시키는데 이는 샴푸나 화장품 등도 마찬가지다.

또한 육식을 좋아한다면 역시 의심해 봐야 한다. 닭이나 소, 돼지 등 가금류 등의 육질을 좋게 하기 위해 사용하는 것이 바로 여성 호르몬 종류이기 때문이다. 따라서 내 아이가 무엇을 먹는지 유심히 살펴보고 그 음식이 피지의 과잉 분비와 어떤 상호 관계가 있는지 알아보는 지혜가 필요하다.

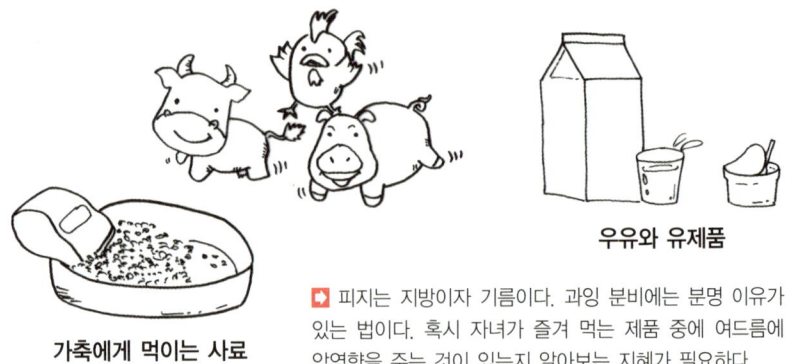

가축에게 먹이는 사료   우유와 유제품

▶ 피지는 지방이자 기름이다. 과잉 분비에는 분명 이유가 있는 법이다. 혹시 자녀가 즐겨 먹는 제품 중에 여드름에 악영향을 주는 것이 있는지 알아보는 지혜가 필요하다.

[그림146]

② 아토피

환경 변화로 인한 부작용 중 가장 심각한 것을 꼽는다면 아토피가 아닐까 싶다. 아토피는 인체의 환경 호르몬을 비롯해 알 수 없는 원인으로부터 발생한 저체온의 질병이다. 아토피가 얼마나 심각한 질병인지는 새벽마다 아토피 때문에 아이가 긁는 소리를 들어본 부모라면 누구나 알 것이다.

이제는 국민병으로 인식되어 있고 심지어 정치적 핵심 공략으로까지 등장한 아토피는 분명 사회적인 문제이다. 이는 어른보다 아이에게 많이 발생하는데 특히 열이 많은 아이에게 잘 나타난다고 한다. 이에 따라 이것이 태열기나 발열에서 비롯된 것이라고 말하기도 하지만 이 열은 내부의 체온이 저체온화해 정상 체온을 유지하려는 항상성의 원리에서 나온 것이다. 아토피는 열을 정상적으로 돌려놓지 않으면 절대 고칠 수 없는 병이다.

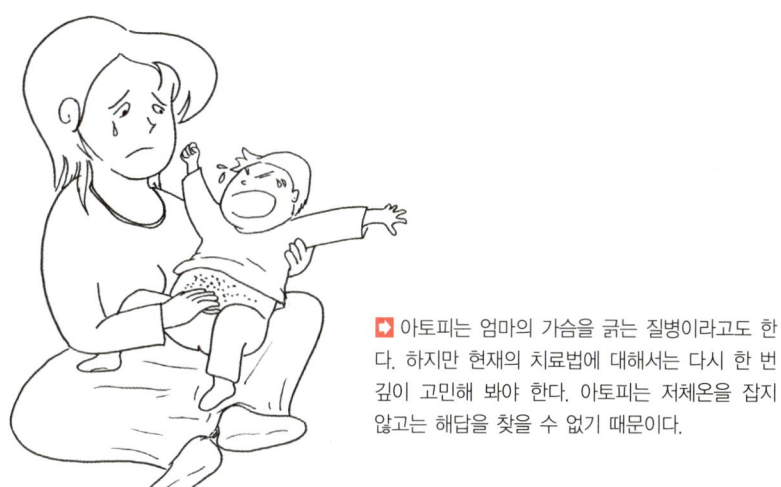

➡ 아토피는 엄마의 가슴을 긁는 질병이라고도 한다. 하지만 현재의 치료법에 대해서는 다시 한 번 깊이 고민해 봐야 한다. 아토피는 저체온을 잡지 않고는 해답을 찾을 수 없기 때문이다.

[그림147]

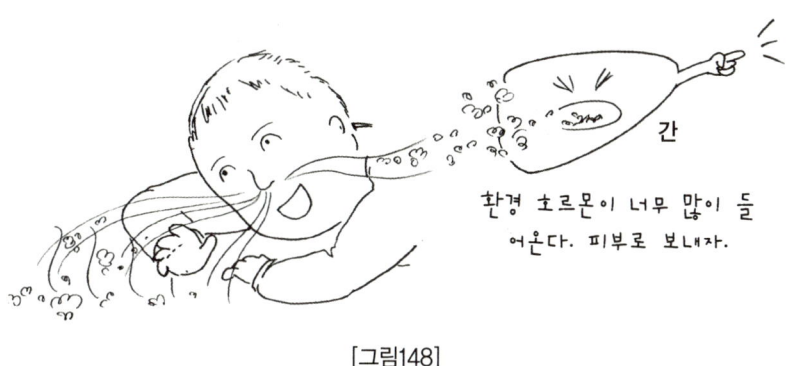

[그림148]

아기는 대부분 바닥에 누워서 지낸다. 따라서 어릴 때부터 환경 호르몬에 노출되어 있고 많은 양의 환경 호르몬이 호흡기를 통해 유입된다. 어떤 아이는 빨리 나타나고 어떤 아이는 몇 년

후에 나타나는 차이만 있을 뿐이다. 우리 주위에는 환경 호르몬이 나오는 물질이 매우 많으며 심지어 일상생활용품조차 안심할 수 없다.

특히 엄마 젖을 먹고 자라지 않은 아이들은 그 반대의 경우보다 영양의 균형이 깨져 있다. 물론 분유 속에는 다양한 영양소가 가득하다. 그러나 이러한 영양소들이 아이가 먹는다고 모두 흡수되는 것은 아니다. 예를 들어 단백질의 경우 소화기가 약한 아이들에게 흡수율이 매우 낮다. 아토피를 일으키는 물질 중에 가장 의심을 받는 것이 바로 소화되지 않은 단백질이다.

단백질이 분해 되면 최종적으로 폴리펩타이드가 된다. 이 물질이 혈관을 떠돌아다니면 면역구가 이물질을 사정없이 공격하고 그러면 문제가 발생한다. 이 물질이 관절에 있을 때 공격을 받으면 관절염이 된다. 또한 가장 표면적이 넓은 피부에서 공격을 받으면 피부질환이 되고 그중 가장 두드러진 것이 아토피이다.

단백질이 분해 되지 않거나 흡수가 잘 이루어지지 않는 것은 단백질 분해효소가 부족하고 소화력이 약하기 때문이다. 이는 어린시절부터 분유를 섭취해 면역력이 약해진 탓이다. 그러면 아이의 몸은 저체온이 되고 면역 과잉으로 몸에 열이 발생한다.

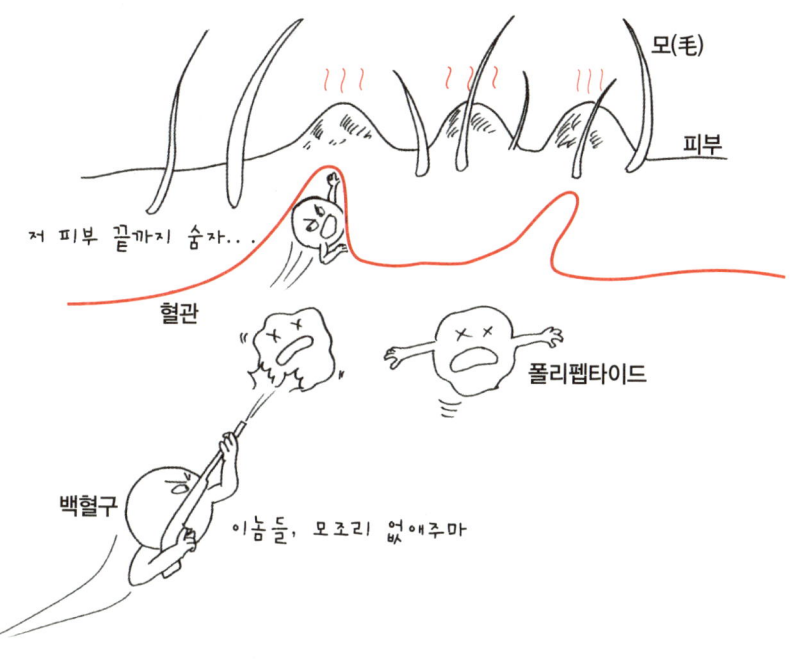

[그림149]

현재 병원에서는 알레르기성 피부염이라는 판단 아래 면역을 억제하는 방법을 쓴다. 즉 스테로이드계 연고제를 발라주고 약을 처방하는 것이다. 스테로이드는 부신에서 발생하는 호르몬으로 처음에는 이 처방법이 비교적 잘 듣는다. 그 이유는 이물질을 퇴치하는 면역을 꼼짝 못하게 만들기 때문이다. 그래서 신기하게도 한 번 발라주면 언제 그랬냐 싶게 아기가 새근새근 잘 자고 행복해 한다. 하지만 원인이 치료되지 않으면 시간이 지나 또다시 증상이 나타난다. 면역이 다시 정신을 차리면 같은 방법을 쓰기 때문이다.

　문제는 면역이 꼼짝 못하고 있을 때 이물질들이 더 많아져 공격력도 더욱 강해진다는 데 있다. 그러면 처방법도 날이 갈수록 강해지고 사용하는 함량이 증가한다. 그러다가 결국 나중에는 고치기 힘든 고질병으로 악화되고 만다. 몸은 더욱 열을 많이 내고 아기는 더 큰소리로 우는 것이다.

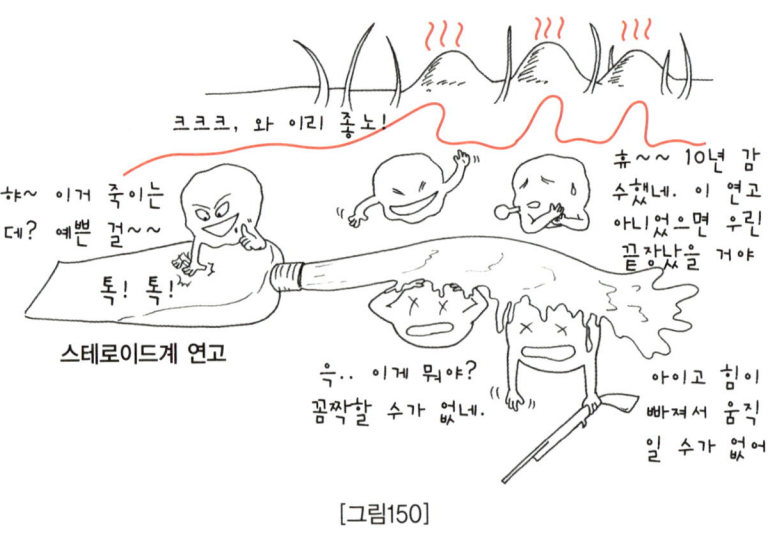

[그림150]

　소화 기능의 정상화를 위해서는 아기에게 너무 자주, 많이 먹이면 좋지 않다. 아기들의 성장 속도가 매우 빠른 것은 사실이지만 그렇다고 잠자는 아기를 무조건 깨워서 시간에 맞춰 분유나 음식을 먹이는 것은 바람직한 자세가 아니다. 아기가 밥을 달라고 할 때만 줘도 충분하다.

무엇보다 소화 기능이 정상으로 돌아와야 제대로 흡수를 할 수 있다. 그렇지 않으면 분해 되지 않거나 흡수가 안 된 여러 가지 물질이 아토피나 비염, 천식 등을 일으키고 자주 감기에 걸리게 만든다. 또한 어린시절부터 고기를 입에 달고 살지 않게 하고 식생활에서 고기가 아니면 밥을 먹지 않는 아이로 만들지 않아야 한다.

더욱 중요한 것은 우유도 가급적 금하는 것이 좋다는 점이다. 우유의 카제인(Casein)이라는 단백질분해 물질은 응고력이 강하기 때문에 본드를 만드는 물질로 사용될 정도이며 이것이 소화기의 융모를 덮는 기능을 해 소화 불량이나 소화력을 떨어뜨린다. 그러면 알레르기 반응이 나올 수 있다.

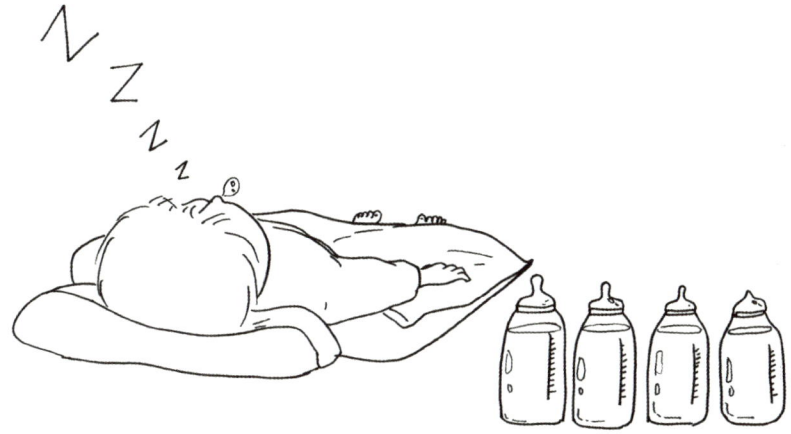

[그림151]

아기를 건강하게 키우려면 배가 고프다고 울 때 젖을 물려야 한다. 울지 않더라도 시간에 맞춰 주는 것이 좋다는 영양학자나 의사들의 말도 일리는 있지만, 그것은 대개 평균치의 통계에 따른 것일 뿐이다. 내 아기는 다를 수 있고 실제로 모든 아기의 소화 기능이나 분해효소는 다르다. 그러므로 아기를 가장 잘 아는 어머니가 지혜롭게 대처해야 아기가 고통의 그늘을 피할 수 있다.

어린시절부터 길들여진 식습관은 곧 생활습관으로 자리 잡게 된다. 그리고 그릇된 식습관은 아이들에게 평생 안고 가야 할 질병을 얹어준다. 아이들에게 한쪽에는 피자나 통닭, 또 한쪽에는 콩이 섞인 현미밥을 올려놓고 선택하라고 하면 백이면 백 피자나 통닭을 집을 것이다. 아이들은 원래 그렇다. 그러므로 교육을 시키고 훈계를 해야 한다.

어릴 때부터 기름진 식사를 하면 트랜스지방이 혈관을 더럽히고 막아 저체온으로 이끌게 된다. 그러며 저체온으로 비롯된 아토피와 여러 가지 질병에 걸리고 만다. 이러한 질병은 한 번 걸리면 끝까지 가는 불행한 질병이다.

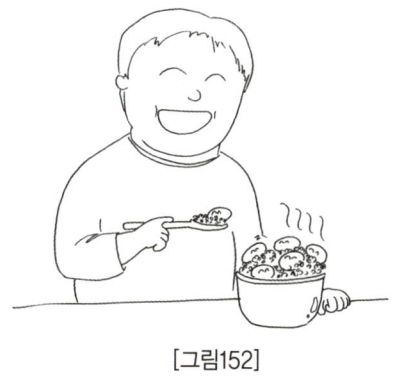
[그림152]

어릴 때부터 건강한 식생활을 가르쳐야 한다. '크면 자기가 알아서 하겠지'라는 생각은 매우 위험한 발상이다. 어릴 때 길들여지고 입 속으로 들어간 것이 설사 금방 나타나지 않을지라도 성인이 되어 나타날 수 있기 때문이다. 우리는 우리가 먹는 음식물로 만들어진다.

③ 무좀

여름만 되면 가려워서 밤잠을 설쳐야 하는 무좀은 피부사상균에 의해 감염되어 발가락 전체로 퍼지는 확장성을 보인다. 우리 피부에는 수많은 바이러스와 균들이 서식하고 있지만 사실 무좀은 무좀균으로 인해 걸리는 것이 아니다. 무좀균이 왕성해지고 서식하기 좋은 환경 탓이기도 하지만 보다 근본적으로는 피부가 무좀균에 쉽게 침식당할 만큼 약하기 때문이다. 발가락은 혈액을 공급하는 심장에서 가장 멀리 떨어져 있다. 예로부터 손발이 따뜻하면 잔병치레를 하지 않는다는 말을 했던 이유는 심장에서 가장 먼 곳을 따뜻하게 해주면 그만큼 혈액순환이 잘되어 영양분과 면역이 좋기 때문이다. 역으로 생각하면 저체온일 경우 심장에서 출발한 혈액이 발가락까지 공급되기 어렵다는 것을 의미한다.

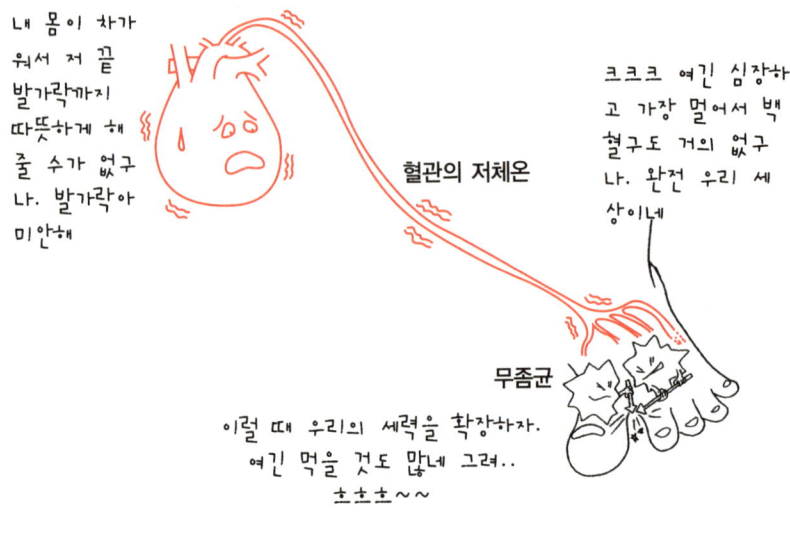

[그림153]

　무좀의 근본적인 원인은 무좀균이 서식하기 좋은 환경을 만들어줬기 때문이다. 대표적인 예가 혈관의 저체온이다. 따뜻한 혈액이 공급되지 않으면 무좀균을 식균하는 백혈구의 이동도, 영양 공급도 이뤄지지 않는 것이다. 또한 발가락 피부에서 나오는 산성 보호막의 원료가 잘 분비되지 않는 것도 한 원인이다.

　무좀의 치료법으로는 따뜻한 물에 소금을 넣고 발 마사지를 해주면 좋다. 그러면 혈액순환이 이뤄지면서 발의 체온이 상승하게 된다. 체온이 상승하면 백혈구가 증가하고 백혈구는 무좀균을 퇴치하게 된다. 또한 발가락에 충분한 영양소가 공급되어

발이 건강해지며 항상 촉촉함을 유지할 수 있다. 이에 따라 발바닥이 갈라지는 건조함도 사라지게 된다.

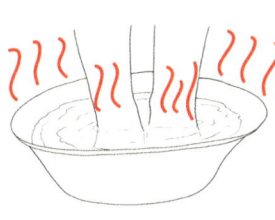

▶ 따뜻한 물에 소금을 적당량 넣고 발 마사지를 해주면 발의 체온 상승으로 면역력이 좋아지고 영양소가 공급돼 발 건강에 유익하다.

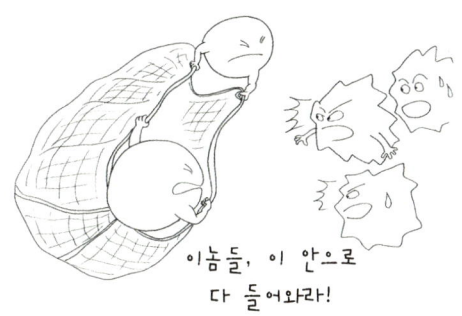

▶ 발의 체온 상승으로 백혈구가 증가하면 무좀균들이 다시는 얼씬하지 않는다.

[그림154]

12) 갑상선 질환

갑상선은 호르몬을 분비하는 내분비기관으로 기관지 양 옆에 붙어 발전소 역할을 하는 중요한 장기이다. 여기에서는 인체의 에너지 수요를 관장하는데 이는 시상하부와 뇌하수체가 갑상선을 자극하기 때문이다. 항상 정상체온을 유지해야 하는 이유가 바로 여기에 있다. 또한 우리가 활동을 하면 에너지가 더 필요해지는데 이 경우 에너지에 필요한 영양소를 조달하라고 지시하는 것도 갑상선이다.

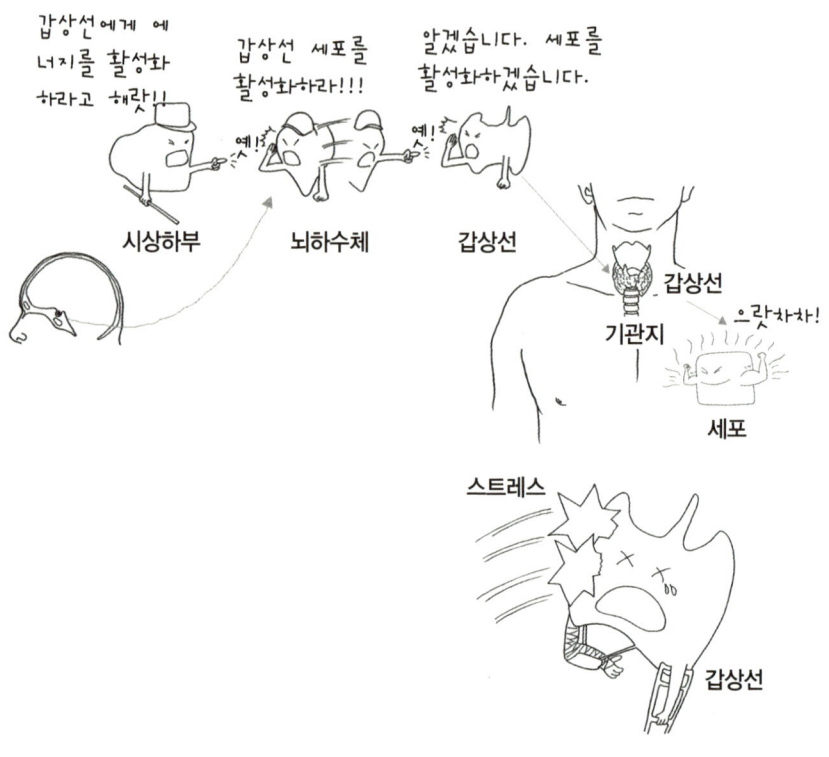

[그림155]

그러나 저체온으로 인해 영양 공급이 이루어지지 않게 되면 갑상선은 스트레스를 받고 원인 모를 피로감이나 권태, 경미한 떨림 현상이 발생하게 된다. 스트레스 역시 갑상선 기능을 약화시킨다. 스트레스는 뇌하수체가 갑상선을 극도로 자극하게 만들어 쇠약하게 하는 것이다. 이 스트레스 중에서 남성보다 여성에게 많이 일어나는 것이 심경 스트레스다. 여성은 월경의 영향으로 기분이 달라지며 무엇보다 감성적인 부분이 남성보다 많다. 이것은 갑상선을 자극하는 원인이 되고, 이때 갑상선은 스트레스를 받아 차가워진다.

　갑상선 기능 중 중요한 것은 칼시토닌 호르몬 분비이다. 혈중의 칼슘 농도를 유지시키는 이 호르몬은 부갑상선이 관리하며 주로 뼈 속의 칼슘을 뽑아내 농도를 맞춘다. 그런데 뼈 속의 칼슘을 너무 많이 뽑아내면 뼈가 약해지므로 칼시토닌 호르몬이 이것을 막고 균형이 유지되도록 돕는다.

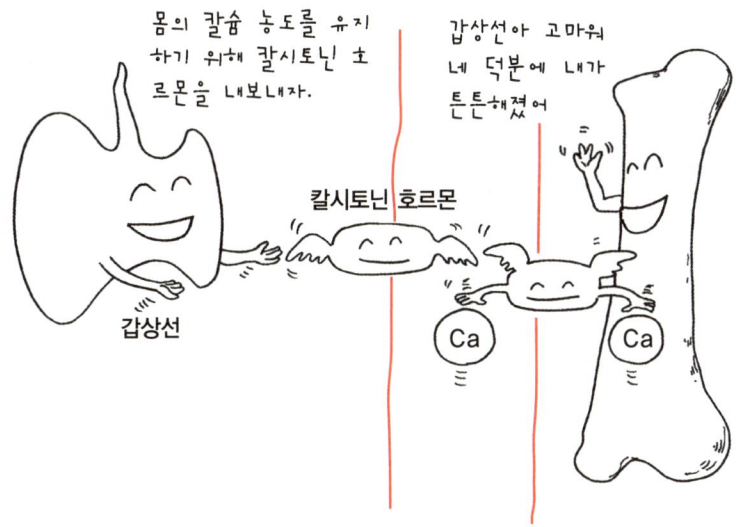

▶ 나이를 먹어도 골밀도가 높고 골다공증에 걸리지 않는 사람은 평소에 운동을 통해 에너지 대사율을 높이고, 갑상선에서 칼시토닌 호르몬이 잘 분비되도록 정상체온을 유지했기 때문이다.

[그림156]

① 갑상선 기능 항진증

눈이 툭 튀어나와 안구돌출증(眼球突出症) 갑상선종이라고도 하는 갑상선 기능 항진증은 아무리 많이 먹어도 모두 에너지 대사로 쓰이기 때문에 체중 감소나 근육 쇠약 등이 나타난다. 이는 뇌하수체가 저체온이라 갑상선을 통제하는 기능이 떨어져 호르몬을 과잉 분비하기 때문이다.

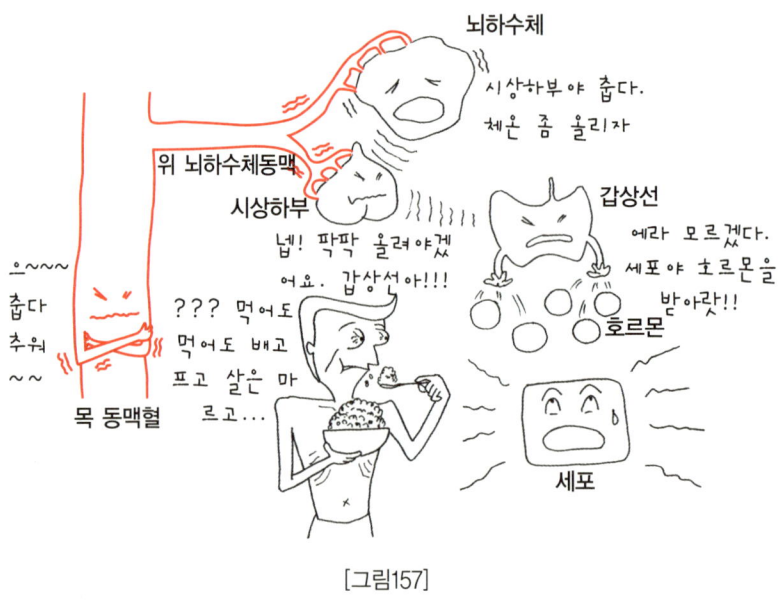

[그림157]

티록신(Thyroxin)과 트리요오드타이로닌(Tri-iodothyronine)을 과잉 생산하면 심한 감염과 정신적 혼란 뒤에 권태, 식욕증진, 심한 갈증, 경미한 떨림, 잦은 소변, 설사 등의 현상이 나타난다.

갑상선 호르몬의 2/3가 요오드(I)로 이루어져 있으며 이 요오드화합물이 분해 되어 요오드로 바뀌면 티로신이라는 아미노산과 결합한다. 이러한 결합이 이루어지면 티록신이라는 호르몬이 만들어지는데, 이것은 혈중 단백질과 결합해 온몸의 기능에 관여한다. 이 모든 것은 뇌하수체의 저체온으로 발생한다.

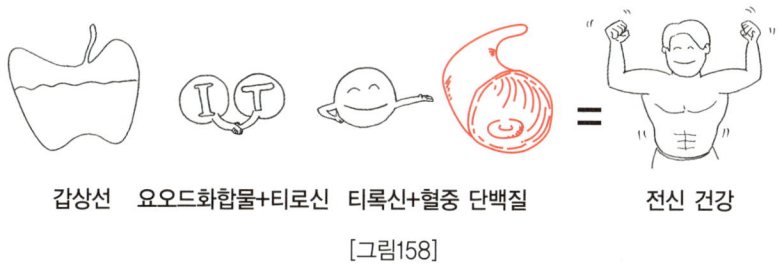

갑상선   요오드화합물+티로신   티록신+혈중 단백질   전신 건강
[그림158]

갑상선은 체온에도 관여한다. 추워서 떨면 에너지 대사가 높아지고 더우면 떨어진다. 우리 몸이 저체온으로 진행되면 가장 먼저 손상을 받는 것이 바로 갑상선이다. 특히 갑상선 손상이 남성보다 여성이 약 세 배 많은 이유는 무리한 다이어트로 영양 섭취가 제대로 이뤄지지 않아 급격히 저체온으로 떨어지기 때문이다. 특히 짧은 치마나 깊게 파인 옷차림은 체온을 떨어뜨린다. 화학 화장품 및 향수 등을 많이 사용해도 해독을 돕기 위해 갑상선이 지치게 된다.

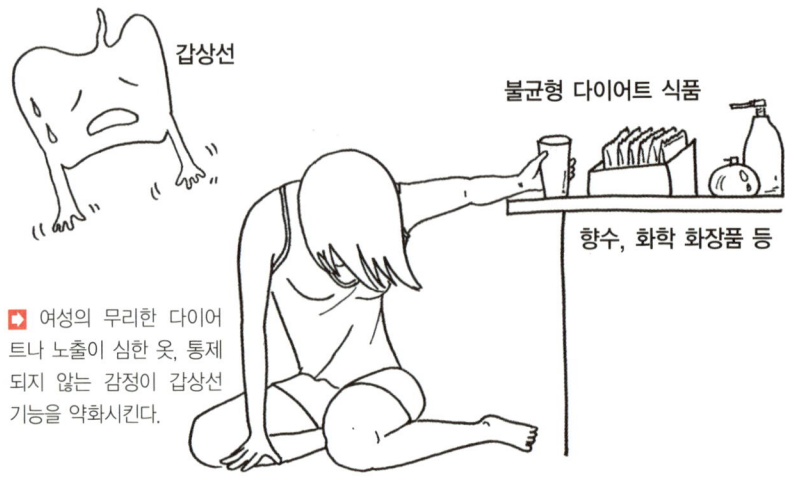

➡ 여성의 무리한 다이어트나 노출이 심한 옷, 통제되지 않는 감정이 갑상선 기능을 약화시킨다.

➡ 여성은 영양의 균형이 맞지 않는 경우가 많으므로 골고루 영양을 섭취하되 육류보다 콩으로 단백질을 섭취하는 것이 좋다. 또한 체온 조절을 위해 따뜻한 물을 충분히 마시고 정신적 안정과 긍정적인 마인드를 갖는 것이 중요하다.

[그림159]

② 갑상선 기능 저하증

갑상선 기능 항진증의 반대 현상으로 주로 요오드 결핍에서 비롯된다. 요오드는 해초류에 많이 함유되어 있는데 이것이 부족한 식생활을 하는 산간지방이나 바다와 멀리 떨어진 지역에서 많이 발생하며 신생아 때부터 나타나는 경우도 많다. 그러나 생후 3개월 이내에 치료하면 정상적인 삶이 가능하다.

요오드가 부족할 경우 나타나는 증상 중 대표적인 것은 부종이다. 항진증은 눈이 튀어나오지만 저하증은 눈이 부어 있어 가늘고 입술은 오히려 두텁다. 머리카락이 빠지기도 하며 기력이 없어 느린 동작으로 움직이고 게을러진다. 또한 손발이 차갑고 여성의 경우 무월경 증세가 나타나기도 한다.

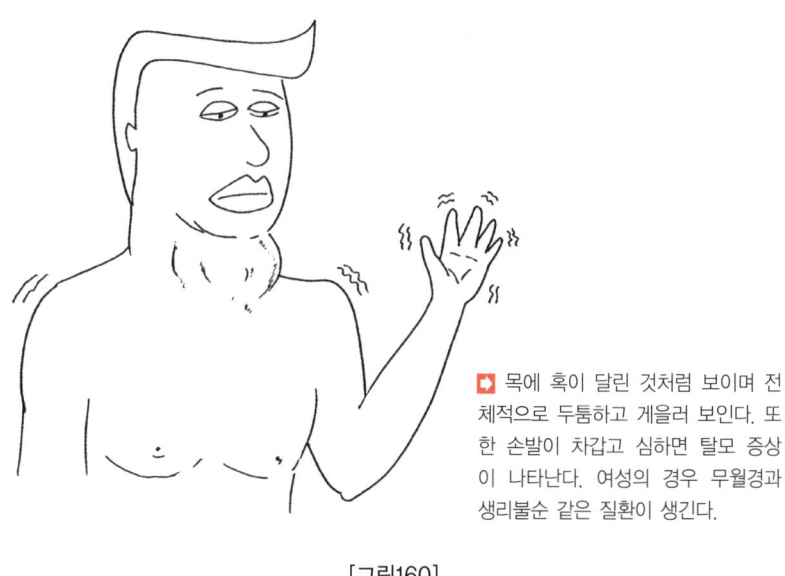

➡ 목에 혹이 달린 것처럼 보이며 전체적으로 두툼하고 게을러 보인다. 또한 손발이 차갑고 심하면 탈모 증상이 나타난다. 여성의 경우 무월경과 생리불순 같은 질환이 생긴다.

[그림160]

갑상선 기능 저하증은 크게 두 종류로 나뉜다. 하나는 생후 10개월경에 나타나는 크레틴(Cretinism)병이고 다른 하나는 후천적인 점액수종(粘液水腫)이다. 이러한 질병이 생기는 이유는 요오드의 영양 결핍에 있는데, 이는 어릴 때부터 인스턴트식품에 길들여진 아이들이 해초류를 피하기 때문이다.

갑상선은 호르몬 분비를 위해 요오드를 필요로 한다. 그런데 요오드 섭취가 제대로 이뤄지지 않으면 요오드를 얻기 위해 갑상선 세포 분열이 일어난다. 이에 따라 기능 저하증이 발생하면 갑상선 부위가 부어오르게 된다. 이는 온몸을 저체온으로 이끌며 에너지 대사율이 급격히 떨어져 몸이 차가워진다. 그렇기 때문에 쉽게 피곤해하고 지친다.

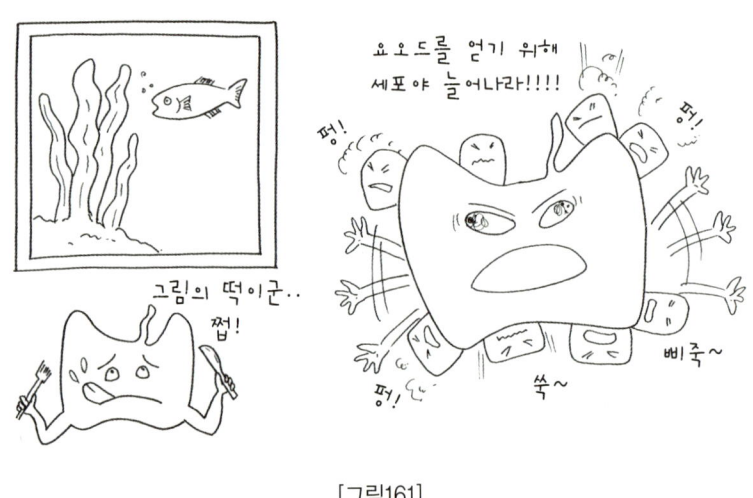

[그림161]

이 경우에는 해초류를 많이 섭취하고 무리한 운동을 피해야 한다. 또한 온몸이 저체온 상태이므로 몸을 따뜻하게 관리하고 소화기에 무리를 주는 음식은 피한다. 특히 카페인이 들어간 음식은 혈중 칼슘의 농도를 떨어뜨리므로 끊는 것이 좋다. 무엇보다 음식 섭취만으로는 부족하므로 별도의 건강 기능 식품을 섭취하는 것도 바람직하다.

13) 남성 질환

남성의 최대 관심사는 정력이다. 사회적 지위가 아무리 높아도, 돈과 권력을 쥐어도 남성으로서의 자존심이 꺾이면 자신감을 잃고 만다. 전립선은 저체온으로 인해 굳어진 현상으로 전립선에 혈액순환이 잘 이뤄지지 않아 정력이 떨어진 현상이다. 해마다 정력이나 전립선과 관련된 제품들이 증가하고 있는데 그 이유가 무엇인지 해답을 찾아야 한다.

① 전립선 비대증

전립선은 정낭, 고환과 함께 생식을 가능하게 하는 성 부속기관으로 정액의 액체 성분 중 약 35퍼센트를 생산한다. 또한 생산된 전립선액으로 정자에 영양을 공급해 주며 정액이 굳지 않게 해 정자의 운동을 증진시킨다. 그뿐 아니라 나팔관의 강산성을 중화시켜 정자가 안전하게 나팔관을 지나도록 해주며 난자와 만나게 도와 정자의 수정 능력을 높인다.

고환에서 약 2억 개의 정충세포가 만들어지면 전립선은 알칼리 성분을 만들어내 희석시킨다. 이는 여성의 자궁이 산성이기 때문이다. 또한 전립선은 정충세포에게 영양으로 단백질, 효소, 지방, 당분 등을 공급해 준다. 전립선 비대증은 성인 남성 50대의 50퍼센트에서 나타나는 흔한 질환으로 이는 전립선이 지방질 식사와 술, 스트레스 등으로 굳어진 결과이다.

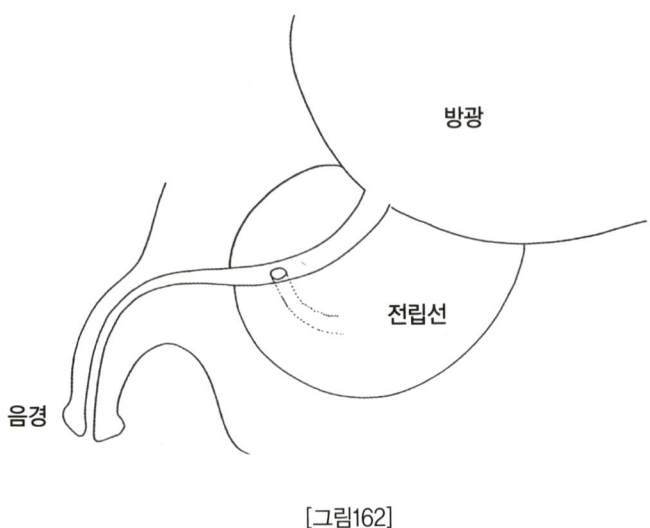

[그림162]

　전립선은 정낭, 고환과 함께 생식을 가능하게 하는 성 부속기관으로 정액의 액체성분 중 약 35퍼센트를 생산하고 생산된 전립선액으로 정자에 영양을 공급한다.

　전립선에 관련된 질병 중 암은 서구에서는 발생률 1위, 사망률 1위를 차지하고 있다. 한국에서는 발생률 6위, 사망률 5위를 차지하며 남성 암 증가율 1위를 기록하고 있다. 그리고 전립선 비대증은 50대의 50퍼센트가 60대에는 60퍼센트, 80대에는 80퍼센트가 넘게 나타나는 흔한 질환이다. 특히 서구식 식생활로 인한 지방질 식사가 주범으로 꼽히고 있으며 스트레스와 알코올, 영양 불균형도 영향을 미친다.

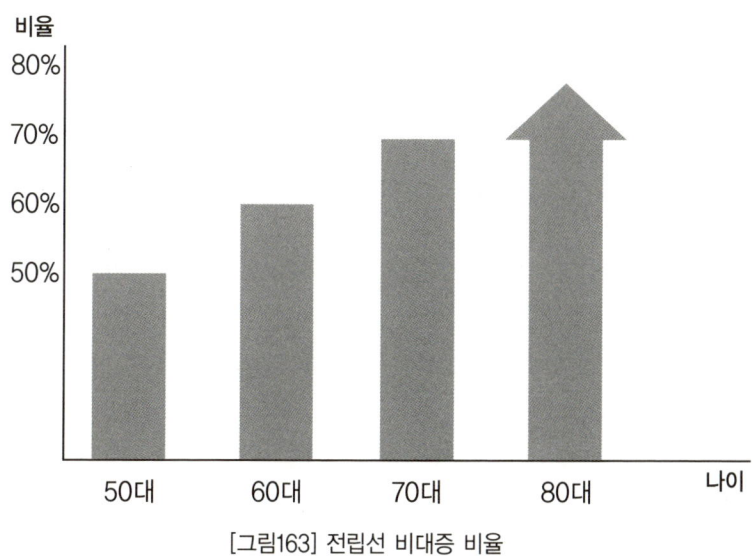

[그림163] 전립선 비대증 비율

　전립선 비대증의 원인은 지방질 식사에 있다. 포화지방이 불용성 칼슘, 요소, 각종 미네랄, 콜레스테롤 등 여러 가지 성분이 엉켜 굳어진 저체온 현상인 것이다. 그러면 요도에 달라붙어 소변을 볼 때 오줌의 배출이 시원치 않게 된다. 이때 심한 통증을 유발하고 소변 후에도 뭔가 남아 있는 듯한 찜찜한 느낌을 준다. 또한 지방이 고환과 전립선의 온도를 높여 정액 생산도 어렵게 한다. 전립선 비대증이 되면 수술 방법으로는 요도에 파이프를 집어넣어 시원하게 뚫어주는 것이 있다. 하지만 이는 결과 치료일 뿐이고 원인 치료를 하려면 식생활과 생활환경을 바꿔야 한다.

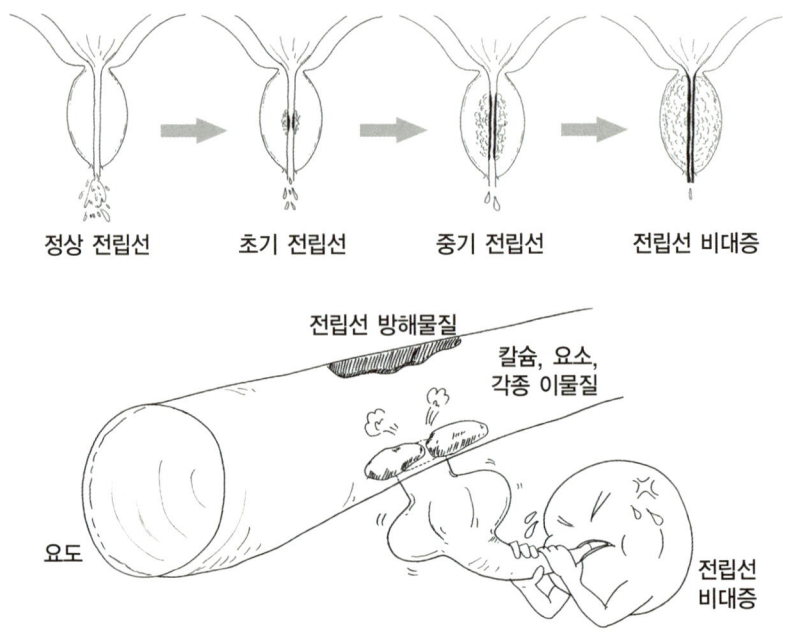

[그림164]

② 정력 감퇴

 여성이 미용에 관심이 많은 것처럼 남성은 정력에 가장 관심이 많다. 이에 따라 정력에 좋다고 알려진 해구신이나 뱀, 웅담 등이 남성들 사이에서 인기가 높지만 실제로 이는 오히려 정력을 더 떨어뜨린다. 정력에 좋다고 알려진 이런 것은 대개 콜레스테롤 덩어리이다. 물론 남성의 정자를 만들고 간에서 필요로 하는 것이 콜레스테롤이지만 과용하면 동맥경화나 고혈압 등의 예기치 못한 결과를 낳을 수 있다.

이러한 식품을 먹게 되면 일시적으로 정력이 좋아지는 건 사실이다. 하지만 이것 때문에 좋아지는 것은 아니다. 우리 몸에서 콜레스테롤이 넘쳐나면 순간 몸에서 문제가 발생한다. 그러면 그것을 해결하기 위해 아드레날린이 분비된다. 아드레날린은 혈액에 스트레스를 주어 긴장감을 만든다. 그 상태를 두고 몸이 좋아졌다거나 정력이 넘친다고 표현하는 것이다. 하지만 시간이 지나 청소가 끝나면 다시 원상태로 돌아가고 만다. 그러면 다시 섭취하는 일을 반복하게 되는데, 문제는 이런 생활을 반복하면 콜레스테롤이 완전히 청소되지 않아 몸에 축적된다는 점이다. 여기에 칼슘, 요소, 지방 등 여러 가지 물질이 모여 혈관의 장애를 낳고 아무리 좋은 것을 먹어도 별다른 효과를 느끼지 못하게 된다.

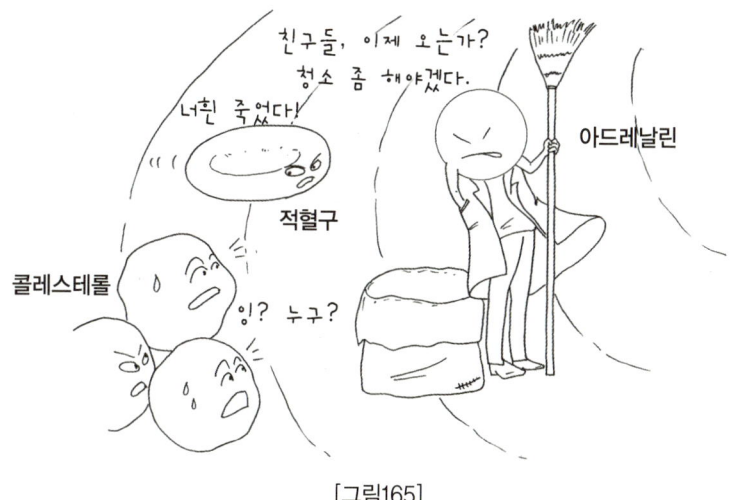

[그림165]

콜레스테롤은 세포막을 형성하는 데 없어서는 안 되는 중요한 물질이다. 그렇다고 정력을 위해 과다 섭취하면 세포막을 약하게 만들어 바이러스의 침입을 도와주게 된다. 또한 여러 가지 물질과 결합해 혈관을 끈적하게 만든다. 혈관에 콜레스테롤이 유입되면 아드레날린이 분비된다. 이로 인해 정력이 좋아졌다고 느낀다. 하지만 아드레날린은 스트레스성 호르몬이기 때문에 부작용이 많다.

남성의 가장 큰 관심사는 음경의 크기와 굵기 등이다. 음경의 크기는 그곳으로 유입되는 혈액의 양이 결정한다. 흔히 살찐 사람보다 마른 사람이 더 섹스를 잘한다는 얘기는 혈액순환과 관련이 있다. 혈액순환이 원활한 사람이 그렇지 않은 사람보다 정력이 좋은 것은 당연하다. 결국 일상생활에서 음경에 유입되는 혈액의 양과 순환을 돕는 방법을 알고 행하는 것이 뭔가를 섭취해서 얻으려고 하는 것보다 현명한 방법이라고 할 수 있다.

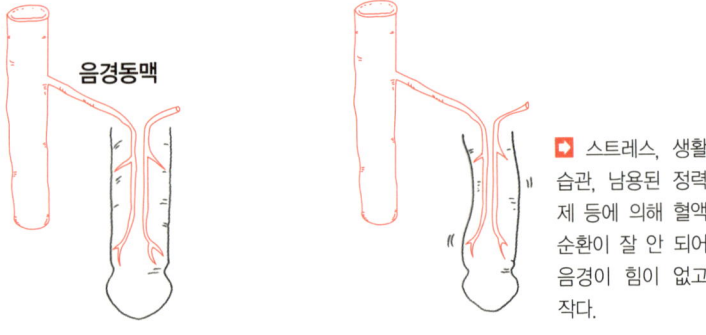

▶ 정상체온으로 혈액순환이 잘되는 음경　▶ 저체온으로 혈액순환이 잘 안 되는 음경
▶ 스트레스, 생활습관, 남용된 정력제 등에 의해 혈액순환이 잘 안 되어 음경이 힘이 없고 작다.

[그림166]

고환은 남성을 더욱 남성답게 만드는 부위이다. 여기서 테스토스테론이라는 호르몬이 만들어지는데 테스토스테론은 남성의 정자를 만들며 수염이 나오게 한다. 또한 근육의 단단함과 성장에 기여한다. 여성이 나이를 먹어감에 따라 남성답게 되는 것은 이 호르몬의 분출이 늘어나기 때문이다. 고환은 정자를 만드는 중요한 기관이지만 정자를 만들기에 앞서 꼭 온도를 확인한다. 그것이 정상체온 37℃보다 2℃가 낮은 35℃에서 만들어지기 때문이다. 만약 고열이나 몸살을 앓고 있다면 절대 만들어지지 않는다. 또한 정자의 생명 탄생 가능 시간은 2주일 후부터이다. 임신은 사정 후 2주일 후에나 가능하며 그 전에는 사정을 할지라도 임신 가능성이 희박하다. 고환은 온도에 특히 민감하며 추우면 오그라들고 더우면 축 늘어진다. 따라서 고환을 항상 시원하게 해줘야 하며 정자 생성에 필요한 운동과 영양 섭취가 필요하다.

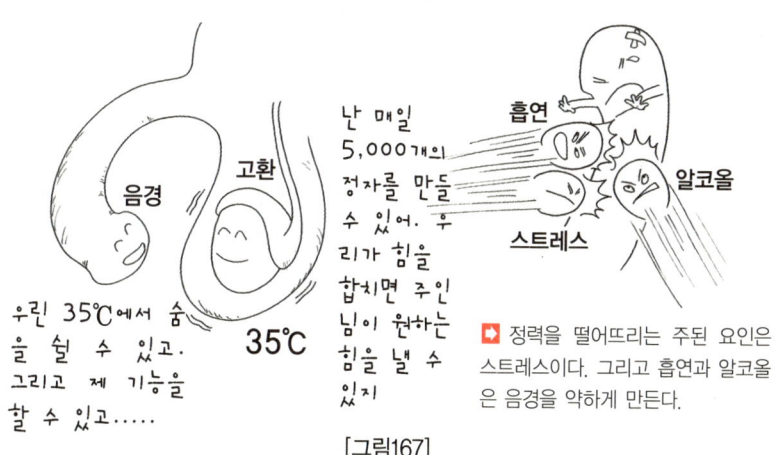

[그림167]

➡ 정력을 떨어뜨리는 주된 요인은 스트레스이다. 그리고 흡연과 알코올은 음경을 약하게 만든다.

정력에 가장 좋은 것은 하체 운동이다. 정기적인 운동을 하면 하체의 힘이 좋아진다. 그리고 남성 정자의 원료는 아연과 마그네슘이 풍부한 음식이며 아미노산의 일종인 알긴(아르기닌)은 풍부한 정자를 만들어낸다. 또한 영양소가 풍부한 음식 섭취는 혈액순환을 도와 정력에 좋다.

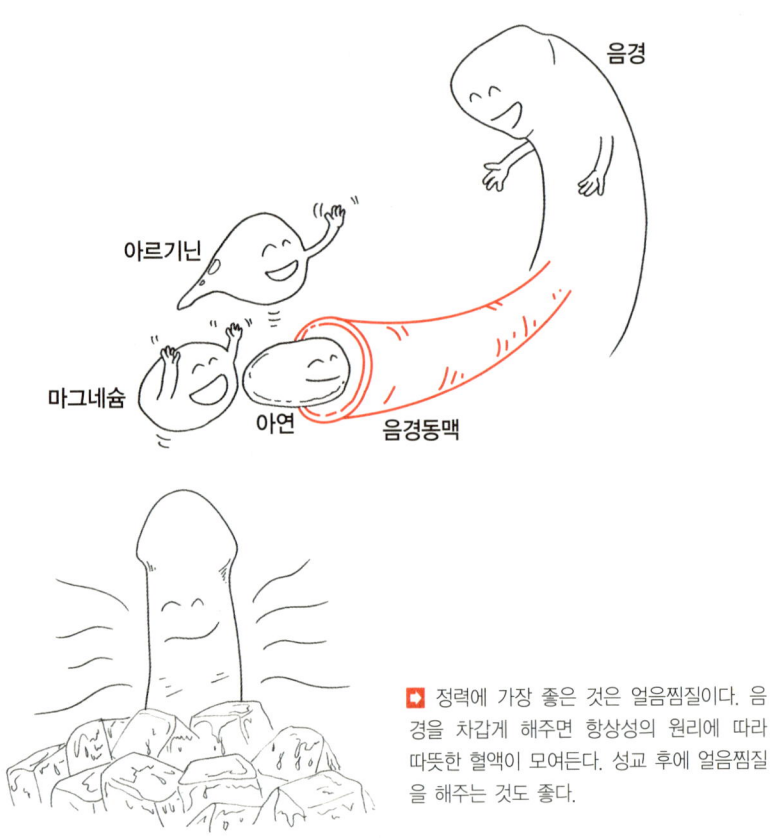

▶ 정력에 가장 좋은 것은 얼음찜질이다. 음경을 차갑게 해주면 항상성의 원리에 따라 따뜻한 혈액이 모여든다. 성교 후에 얼음찜질을 해주는 것도 좋다.

[그림168]

14) 여성 질환

여성의 몸은 자궁으로부터 시작된다. 생명의 시초가 되고 생명이 끝나는 날까지 온몸을 관장하는 가장 중요한 기관이 바로 자궁이다. 하지만 현대 여성은 자궁 관리를 소홀히 해 만병의 근원이 되고 있다. 집으로 치면 여성의 자궁은 아궁이에 속한다. 아궁이에 불을 때지 않으면 온 집안에 냉기가 돌고 습해 발병하는 것처럼 자궁의 불씨가 약해지면 온갖 질환에 시달리게 된다. 생리통이나 자궁내막증, 자궁의 혹, 경부 질환은 모두 자궁으로부터 비롯된 저체온의 증상이다.

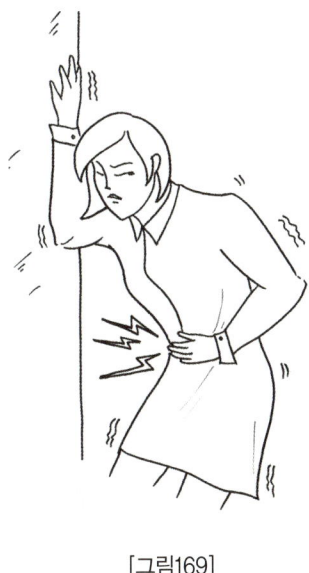

[그림169]

① 생리통

생리는 가임기 여성의 꽃이라고 할 수 있다. 이 꽃이 지면 곧 폐경기에 들어서며 여성으로서 출산의 모든 임무가 끝나게 된다. 생리 기간 중에는 귀찮고 불편하지만 폐경기가 되면 그 상실감 역시 큰 영향을 미친다. 생리란 한 달에 한 번씩 찾아오는 자궁의 대청소를 말한다. 자궁은 아기를 위해 깨끗하고 쾌적한 환경을 조성할 목적으로 이루어지는 것이다.

정자와 난자가 만나 수정란이 잘 착상하면 원활한 영양 공급을 위해 끊임없이 혈액이 공급되어야 한다. 그러나 수정기간 내에 수정란이 착상하지 않으면 혈액은 다시 새롭게 영양을 공급하기 위해 생리를 하게 된다. 이러한 일들은 대략 한 달을 주기로 반복하며 폐경기 직후까지 이어진다. 만약 수정란이 착상하게 되면 혈액은 수정란이 잘 분할하도록, 그리고 아기가 잘 자라도록 영양을 계속 공급해 주어야 하며 임신 기간 중에는 생리가 발생하지 않는다.

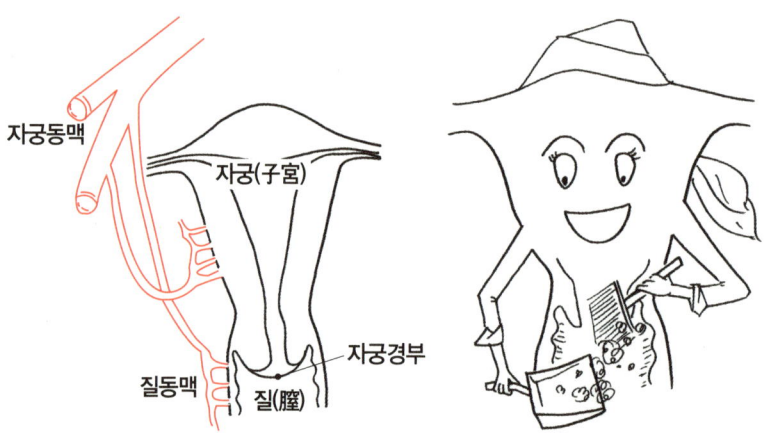

▶ 자궁과 질에는 각각 동맥혈이 흐르고 있다. 생리는 호르몬에 따른 이 동맥혈과 깊은 관계가 있다.

▶ 생리는 한 달에 한 번씩 자궁을 대청소하는 날이다. 깨끗하게 청소를 하면 자궁이 건강해지고 여성의 전신 건강에 좋다.

[그림170]

생리통의 원인은 여성 호르몬, 즉 에스트로겐과 밀접한 관련이 있다. 에스트로겐은 난소에서 분비되지만 간에서 대사물질로 바뀌어 자궁을 튼튼하게 해주고 질액을 풍부하게 만들어준다. 또한 피부를 건강하게 가꿔주어 여성을 더욱 여성스럽게 만들어 주는 호르몬이다. 문제는 사회적으로 물의를 빚고 있는 환경 호르몬이 에스트로겐과 너무 비슷하다는 데 있다. 환경 호르몬이 체내로 유입되면 역시 간에서 대사물질로 바뀔 때 나쁜 물질로 바뀌고 이로 인해 생리통이 일어난다.

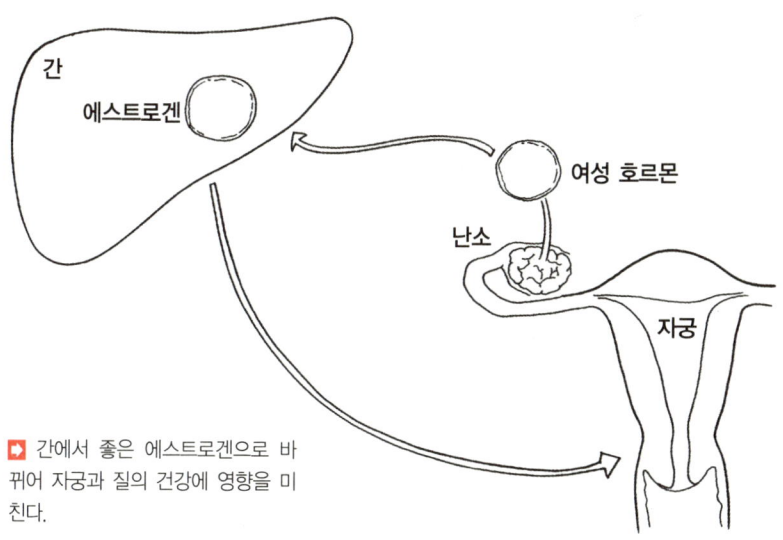

▶ 간에서 좋은 에스트로겐으로 바뀌어 자궁과 질의 건강에 영향을 미친다.

[그림171]

여성 호르몬인 에스트로겐은 크게 세 가지 역할을 한다.

첫째 자궁벽의 두께, 생식 주기 조절 등 생식기와 여성스러움에 관여한다. 질, 자궁, 나팔관, 유방 성숙, 여성의 체형, 자궁 경부의 점액 생산(정자 도달을 용이하게 하기 위해), 질의 산도 유지(ph 3), 윤기 있는 피부 등 여성스러움에 직간접적으로 작용하는 중요한 역할이다.

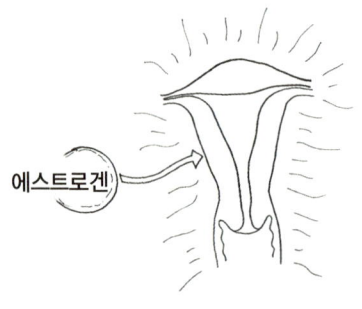
🔸 에스트로겐은 자궁과 질의 건강을 책임지는 중요한 역할을 한다.

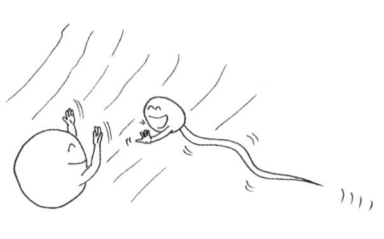
🔸 정자가 자궁에 잘 착상할 수 있도록 질의 산성도와 자궁의 산도를 관리함으로써 건강한 아기가 탄생할 수 있도록 관여한다.

[그림172]

둘째, 칼슘의 흡수 및 이탈 방지를 돕는다.

우리가 먹는 칼슘은 마그네슘과 아연 등 다른 미량 원소와 배합이 맞아야 잘 흡수된다. 더욱 중요한 것은 여성 호르몬의 영향이다. 여성 호르몬이 칼슘의 흡착과 이탈 방지를 도와주기 때문에 건강한 골격을 유지할 수 있는 것이다. 하지만 폐경기가 되면 여성 호르몬의 생성이 저하되고 양이 불충분해 쉽게 골다공증이 찾아온다. 그리고 골격이 약해져 조금만 삐끗해도 골절 등이 일어난다.

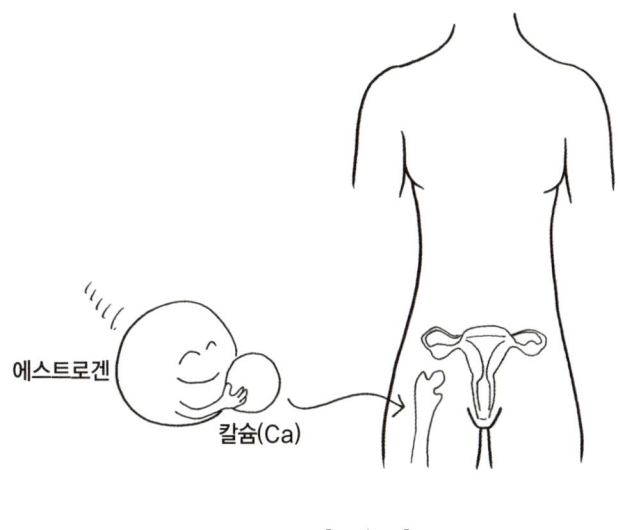

[그림173]

에스트로겐은 음식물로 섭취된 칼슘을 흡착시키는 역할을 한다. 폐경기 여성의 골다공증은 에스트로겐이 나오지 않아 칼슘 미흡착으로 생기는 현상이다. 그리고 칼슘은 정신 안정에 관여하기 때문에 폐경기 후에 우울증이 찾아오기도 한다.

셋째, 지방의 이동을 도와준다.
지방(9kcal)은 단백질(4kcal)과 탄수화물(4kcal)에 비해 칼로리가 배가 넘는다. 적절한 지방은 여성스러움에 관여하지만 과다한 지방 섭취는 오히려 혈관의 탄력을 감소시키며 마비시키기도 한다. 가임기 여성은 간단한 스트레칭이나 정기적인 운동만으로도 여성 호르몬에 의해 지방이 쉽게 분해 되고 한곳으로 모이지 않는다. 따라서 올바른 다이어트를 하면 건강한 몸매를 유지할 수 있다. 그러나 폐경기가 되면 여성 호르몬이 작용하지 않아 운동이나 다이어트를 해도 복부지방 등이 쉽게 분해 되지 않는다. 이로 인해 소위 나잇살로 불리는 복부지방이 생기게 된다.

여성 호르몬은 여성 생식기에 관여해 자궁과 질에 지방이 쌓이게 한다. 그런데 환경 호르몬의 영향으로 유사 에스트로겐 등이 계속 자궁에 유입되면서 지방을 쌓으면 자궁 동맥과 질 동맥이 영향을 받아 가늘어진다. 이 경우 혈액의 흐름이 느려지고 생리 시 충분한 혈액 공급이 이뤄지지 않아 생리통이 발생하게 된다.

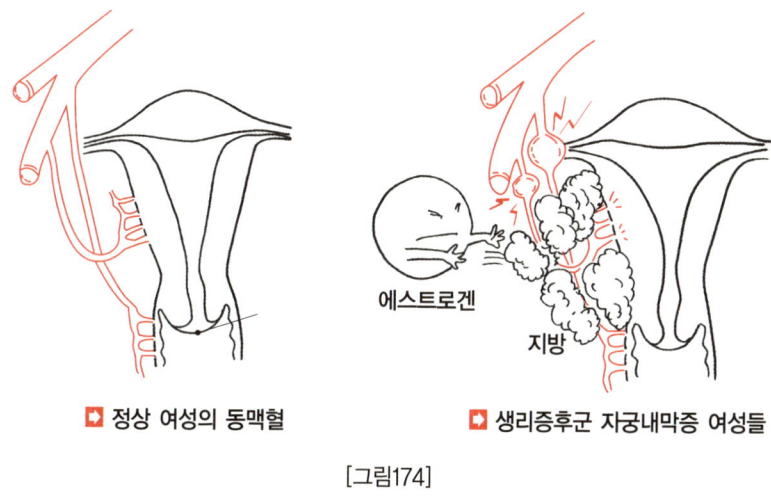

➡ 정상 여성의 동맥혈　　➡ 생리증후군 자궁내막증 여성들

[그림174]

　유사 에스트로겐인 환경 호르몬도 역시 지방을 자궁으로 이동시킨다. 그러면 필요 이상의 지방이 모여 혈액순환 장애를 일으키게 된다. 이것이 생리통이나 자궁내막증 같은 질환이 생겨나는 이유다.

　생리통이 발생하면 대개 진통제를 복용하거나 뜨거운 팩으로 혈관을 확장시킨다. 이러한 처방을 하면 일단 생리통이 수그러들고 어느 정도 완화되지만 이것은 임시방편일 뿐 생리 때마다 고통을 감수해야 하는 불편이 따른다. 생리통으로부터 자유로워지려면 그 원인을 제거해야 한다. 무엇보다 자궁을 따뜻하게 유지해야 하며 이를 위해 몸의 체온을 올려야 한다.

그러면 생리통의 일반적인 치료법 몇 가지를 알아보자.

첫째, 윗몸일으키기를 자주 한다. 저녁에 윗몸일으키기를 최소 단위로부터 시작해 점차 늘려가며 매일 하는 것이 좋다. 그런 다음 샤워를 한다. 아침에 일어나서 똑같이 하면 복근이 좋아지며 자궁이 따뜻해진다.

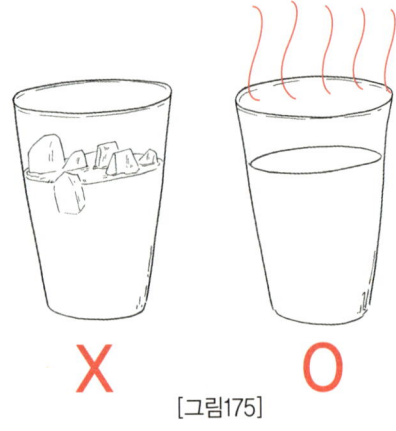
[그림175]

둘째, 따뜻한 물을 마신다. 우리는 흔히 4℃의 물이 육각수로 몸에 좋다는 말을 하지만 그것이 몸 속에 들어오면 많은 에너지를 낭비하며 신경을 예민하게 만든다. 그러므로 가능하면 따뜻한 물을 마시는 것이 좋다.

셋째, 차가운 음식은 피한다. 아이스크림이나 음료수, 유제품 등 차가운 음식은 몸의 균형을 깨뜨리며 체온 조절에 영향을 미친다.

넷째, 하체를 보호하는 옷을 입는다. 여성은 자궁을 따뜻하게 보호하고 유지해야 한다. 여성의 생식기 질환은 대부분 차가워져서 발생하기 때문에 각자의 취향에 따라 보호할 수 있는 옷을 입는 것이 좋다.

 다섯째, 천연 호르몬제를 사용한다. 생리통이나 생리주기불순, 적은 생리량 등의 문제를 어느 정도 해결하려면 화학요법의 호르몬보다 건강식품으로 만들어진 천연 호르몬제를 사용하는 것이 좋다.

 여섯째, 질의 산도를 유지한다. 질의 산도(ph)는 3으로 강산이다. 강산이란 살균력이 좋다는 것을 의미한다. 그런데 만약 일반 비누나 알칼리 세정제를 청결제로 쓰게 되면 산도가 강알칼리로 바뀌어 생식기의 감염을 불러올 수 있다. 특히 성교 시 남성의 페니스를 타고 이물질이 질 안으로 들어가는 경우가 많다. 질의 산도가 떨어져 감염되면 질염에 걸리게 된다.

 일곱째, 천연 화장품을 사용한다. 전체 호흡의 90퍼센트는 폐로 이루어지지만 나머지 10퍼센트는 피부에서 이루어진다. 그런데 피부에 바르는 화장품의 좋지 않은 성분이 간으로 들어가 나쁜 대사물질로 바뀌면 자궁경부 질환, 자궁내막증, 생리통 등을 유발한다. 그러므로 가능하면 안전한 천연 화장품을 쓰는 것이 좋다.

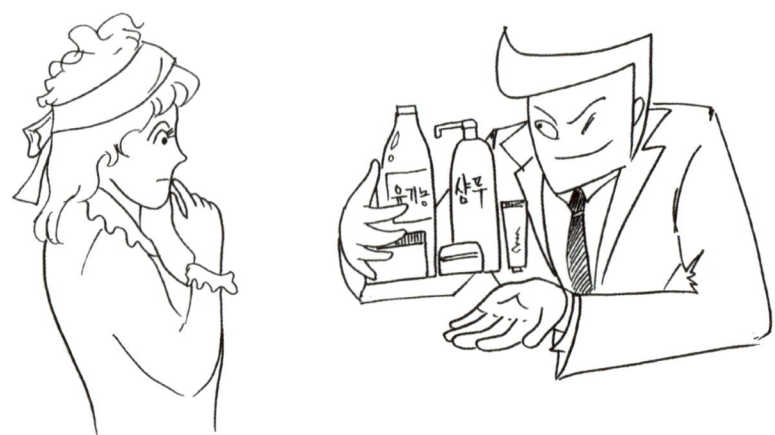

[그림176] 생필품은 철저하고 꼼꼼하게 따져본다.

여덟째, 항상 손발을 따뜻하게 한다. 집에서 손발을 따뜻한 물에 담그고 마사지 하듯 주물러주면 손발의 혈액순환이 잘되어 전신의 체온 유지에 도움이 된다.

② 요실금

요실금은 중년 여성이나 폐경기 여성에게서 흔히 나타나는 저체온 질병으로 젊은 여성의 20~30퍼센트, 중년 여성의 30~40퍼센트, 노인의 30~50퍼센트가 고통을 호소하는 증상이다. 특히 출산 경험이 있는 여성에게 발생할 가능성이 크다.

최근에는 젊은 여성 사이에서도 심심찮게 증상이 나타나고 있다. 요실금이 발병하면 아기처럼 기저귀를 차야 하는 불편함과 수치심 등으로 자신감을 위축시켜 정신 장애를 유발할 수 있다.

정상적인 방광은 350~400밀리터의 오줌을 저장할 수 있다. 시간당 약 100밀리리터씩 저장한다면 3~4시간마다 한 번씩 화장실을 가야 한다는 계산이 나온다. 그런데 요실금은 몇 십 분 안에 화장실을 들락거리게 만든다. 이것은 신장에서 나오는 오줌을 저장했다가 배출하는 방광 수축에 이상이 있거나 요도괄약근의 기능 저하로 인해 오줌이 조금만 차도 배출하려는 전기적 신호를 보내기 때문이다.

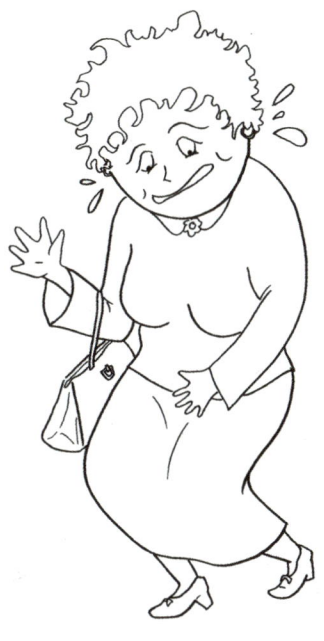

[그림177] 중년여성의 하복부 저체온은 요실금을 부른다.

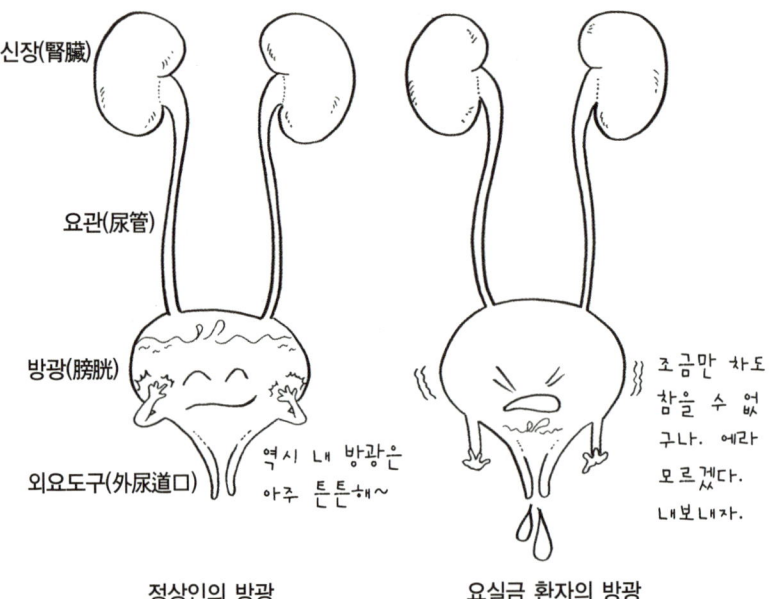

➡ 정상적인 방광은 방광 수축이 건강해 소변을 저장하더라도 배출 조절이 가능하다.

➡ 요실금이 있는 방광은 방광 수축과 요도괄약근이 약해 조금만 소변이 저장되면 의지와 무관하게 새어온다.

[그림178]

　요실금의 원인 중 하나는 저체온으로 방광의 기능이 굳어져 수축 이완을 하지 못하는 데 있다. 또한 평소에 운동을 하지 않거나 걷는 것보다 차를 이용하고 장시간 앉아서 업무를 보며 소변을 참는 잘못된 인내심에서 비롯된다. 특히 방광으로 가는 방광동맥이 냉해져 근육에 필요한 영양이 공급되지 않으면 근육의 힘은 풀어지고 정상적인 기능을 하지 못해 빈뇨에서 절박성 요실금로 이어진다.

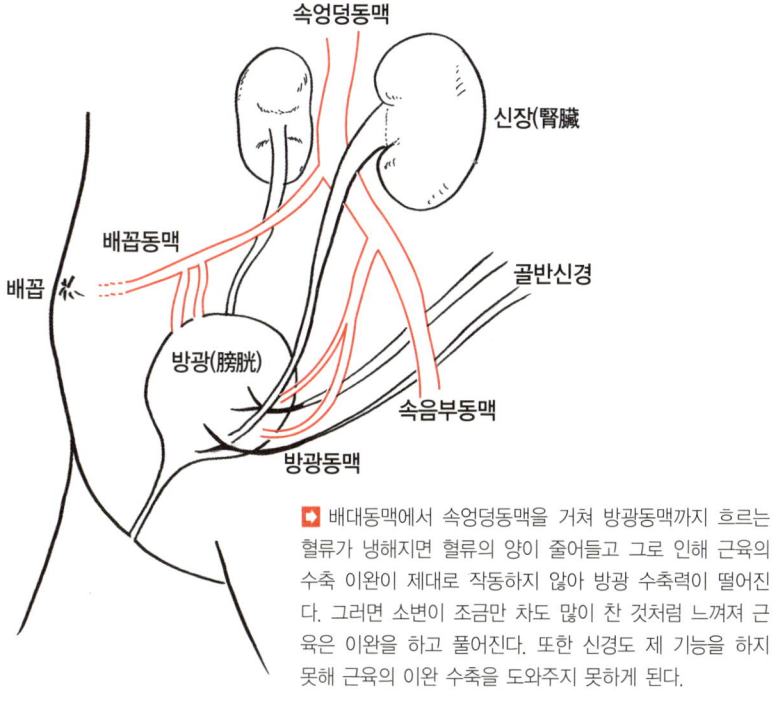

➡ 배대동맥에서 속엉덩동맥을 거쳐 방광동맥까지 흐르는 혈류가 냉해지면 혈류의 양이 줄어들고 그로 인해 근육의 수축 이완이 제대로 작동하지 않아 방광 수축력이 떨어진다. 그러면 소변이 조금만 차도 많이 찬 것처럼 느껴져 근육은 이완을 하고 풀어진다. 또한 신경도 제 기능을 하지 못해 근육의 이완 수축을 도와주지 못하게 된다.

[그림179]

 아무래도 요실금에서 가장 중요한 부분은 요도괄약근 문제가 아닌가 싶다. 소변을 참을 수 있는 것도, 배출하는 것도 모두 신경에 의한 요도괄약근의 역할이다. 괄약근을 풀면 소변이 나오고 괄약근에 힘을 주어 조이면 소변을 참을 수 있다. 그런데 괄약근의 저체온으로 조임과 푸는 기능이 자기 생각대로 되지 않으면 소변이 새나온다.

그 예방법으로는 조깅 같은 운동과 하체를 위한 스트레칭이 좋고 좌욕으로 하체를 따뜻하게 해줘야 한다. 그러면 혈관이 확장되고 영양분이 많이 흘러들어와 괄약근이 건실해진다. 또한 카페인이 든 음식은 피해야 하는데, 카페인은 이뇨작용을 빨리 하게 해 신경에 영향을 주고 괄약근의 수축이완을 어지럽게 만든다. 마지막으로 따뜻한 물을 충분히 마시고 몸을 데우는 뿌리채소와 곡식류, 그리고 혈액순환에 좋은 포화지방산이 풍부한 견과류를 섭취하면 건강에 좋다.

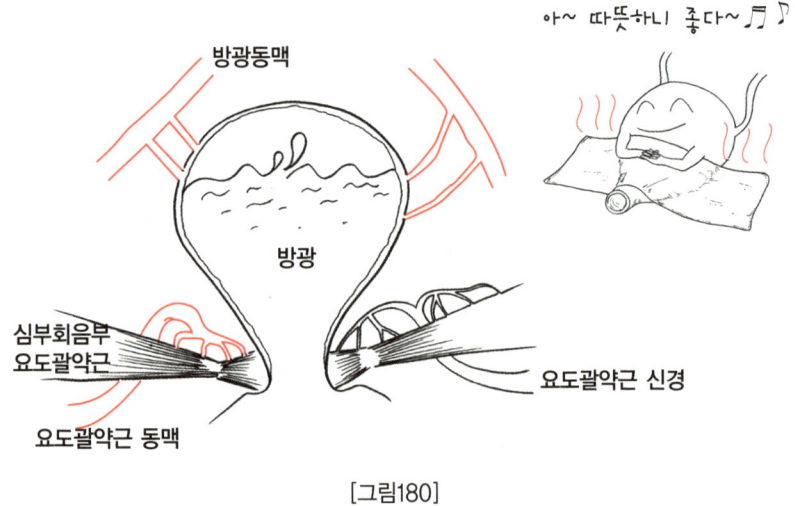

[그림180]

모든 여성은 방광과 괄약근뿐 아니라 하체를 따뜻하게 하는 것을 생활화해야 한다. 여성의 체온은 자궁에서부터 시작되기 때문이다.

③ 자궁경부

여성 질환 중에서 가장 큰 부분을 차지하는 자궁경부 질환은 자궁의 저체온으로 인해 발생한다. 질의 저체온으로 자궁동맥의 혈액순환이 제대로 이뤄지지 않아 발생하는 것이다. 현대 여성은 과거 어느 때보다 자궁경부암, 질염, 물혹 등 여러 가지 질환에 노출되어 있다. 이러한 자궁 질환은 크게 환경오염으로 인한 외적 요인과 체온 저하에 따른 내적 요인으로 나눌 수 있다.

여성의 생식기는 자궁과 질로 나뉘는데 자궁은 생명을 잉태하는 보금자리이며 질은 자궁을 지키는 문지기 역할을 한다. 이러한 자궁과 질의 경계부가 바로 자궁경부이다.

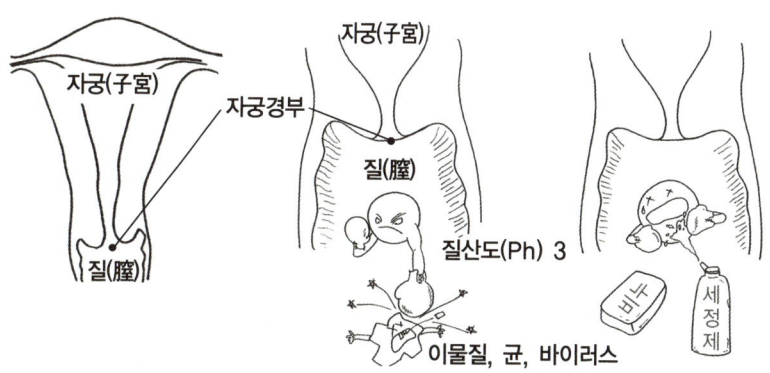

▶ 여성 생식기는 자궁, 질, 그리고 자궁경부로 나뉜다.

▶ 질의 산도는 ph 3이다. 살균력이 대단히 강해 웬만한 균과 이물질을 녹여버린다.

▶ 질의 산도를 떨어뜨리는 것은 강알칼리 비누나 세정제들이다. 이때 질염에 걸리기 쉽다.

[그림181] 산도(ph)와 자궁건강의 상호관계

질에는 약 3,000개의 질주름이 있는데 이는 성교를 할 때 성감을 느끼게 해주는 역할을 한다. 젊을 때는 질주름이 많지만 나이가 들면 질주름이 없어져 성교 시의 느낌이 줄어든다. 특히 출산을 할 때 이 질주름이 펴지면서 아기가 태어나게 된다.

질은 흡입력이 매우 강하기 때문에 팬티의 이물질 및 화학성분이 피부를 통해 질주름에 달라붙어 질의 기능을 떨어뜨리거나 자궁을 악화시키기도 한다.

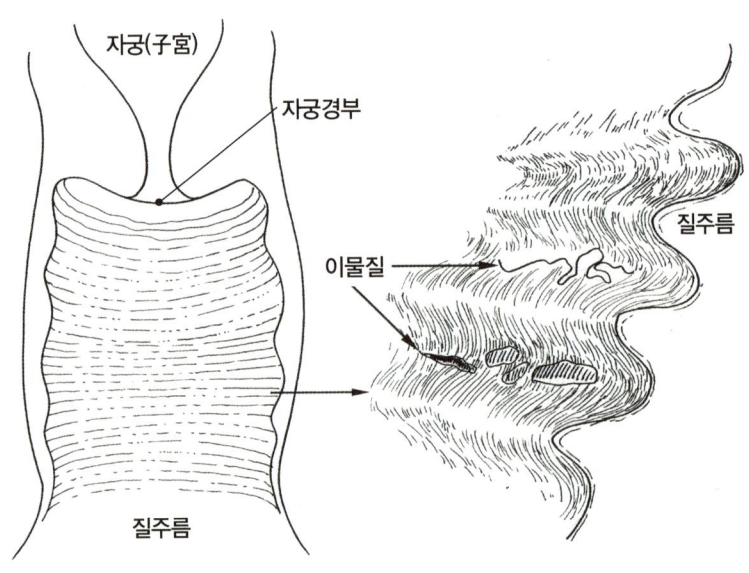

[그림182] 질의 건강은 질주름의 청결에서 시작된다.

여성의 자궁은 기본적으로 따뜻하게 보호되어야 한다. 자궁이 따뜻하면 면역력이 좋아지고 건강해진다. 반대로 냉해지면 습해지고 온갖 질환에 걸리게 된다. 잦은 성교는 자궁경부에 문제를 일으키는데 특히 강한 압박과 자극적인 성교가 그렇다. 질의 오염으로 압박이 밀려오고 자궁은 압박을 막으려 하기 때문에 자궁경부에 문제가 생기는 것이다.

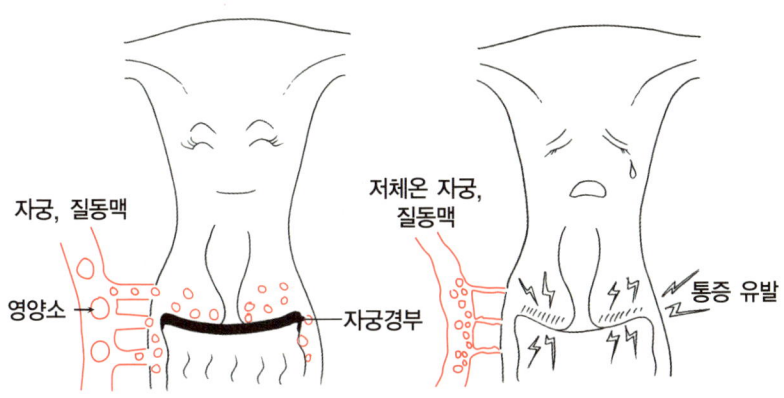

▶ 자궁이 따뜻해야 혈액순환이 잘되어 자궁과 질에 필요한 영양성분이 충분히 공급되고 건강한 상태가 유지된다.

▶ 혈관의 저체온으로 영양소가 자궁과 질에 도달하지 못해 자궁경부에 심한 통증이 유발되고 질병이 발생한다.

[그림183] 여성은 자궁이 따뜻해야 건강하다.

여성이 중절수술, 즉 낙태를 하게 되면 민감하고 약한 자궁에 상처가 생긴다. 이때 저체온으로 상처가 빨리 아물지 못하면 물혹이 생긴다. 이 물혹을 방치하면 양성반응으로 발전해 병원에서 수술이나 약물로 치료하게 된다. 그러나 자궁의 저체온이 계속되면 제거 수술로 발생한 상처가 다시 물혹이 되는 악순환이 반복된다. 그러면 자궁에서 심한 악취가 나고 자궁의 기형이 생겨 임신이 안 되거나 되더라도 건강한 아기를 낳지 못한다. 심지어 자궁 외 임신이 되어 중대한 결단을 내려야 하는 순간을 맞기도 한다.

최근에 젊은 여성에게 물혹이 많이 생기고 자궁 질환이 급격히 늘어나는 것은 안타까운 일이다. 여성은 자궁이 에너지의 근원이므로 항상 자궁 건강에 신경 쓰고 철저히 관리해야 한다.

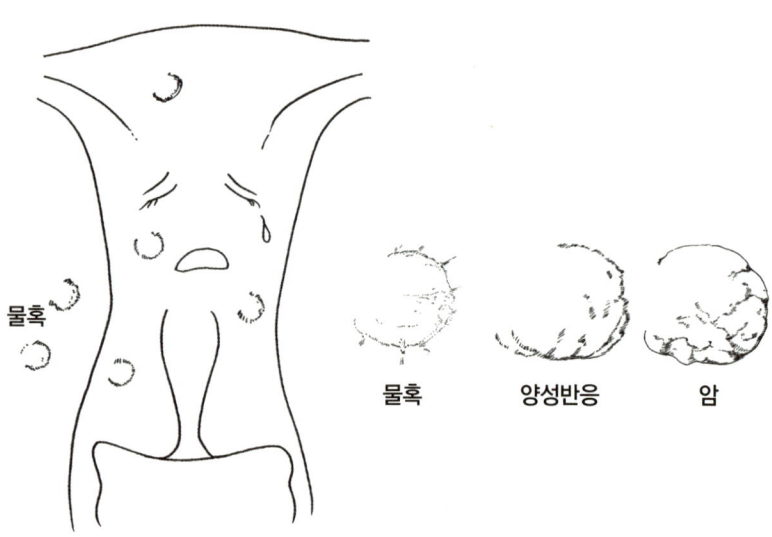

[그림184] 여성의 질병은 자궁의 저체온에서 비롯된다.

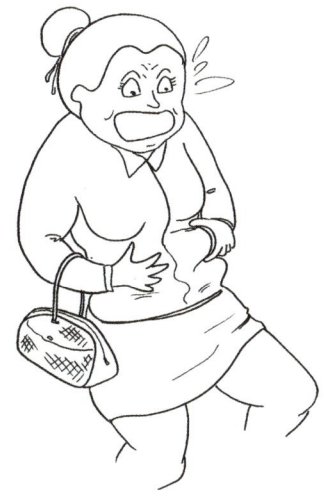

▶ 폐경기가 되면 에스트로겐이 나오지 않아 지방이 이동하지 않게 된다. 그러면 지방이 정체되고 모여 복부지방으로 진행된다.

[그림185]

④ 폐경기

폐경기가 어떤 질환은 아니지만 조기 폐경의 원인과 폐경으로부터 오는 여러 가지 증상이 저체온과 밀접한 관련이 있으므로 그냥 간과하기 어렵다. 여성의 폐경기는 50세를 전후로 서서히 진행되는데 보통 6개월 이상 무월경이거나 불규칙한 생리 시 폐경기가 시작된다. 조기 폐경의 원인은 혈액순환 장애에 있다. 호르몬이 생성되지 않는 문제도 모두 혈액순환 장애에서 비롯된 저체온 증상이다.

여성 호르몬 생성이 중단되면 지방의 이동도 중지되기 때문에 그 이전에 복부에 쌓여 있던 지방은 그대로 남아 복부비만이 된다. 사실 우리나라 40대 여성은 가정과 남편, 아이들을 뒷바라지하느라 자신의 몸을 돌볼 겨를이 없다. 그래서 복부에 지방이 쌓여도 체념하고 살아가는 여성이 태반인데, 겨우 아이들 키워 놓고 자신을 돌볼 무렵이면 이젠 쉬고 싶은 마음에 귀찮아서 그냥 방치한다. 한번 자리 잡은 지방은 여성 호르몬의 중단으로 인해 이동하거나 쉽게 분해 되지 않는다. 따라서 가임기 여성보다 몇 배의 노력이 필요하지만 설사 노력하고 싶더라도 몸이 마음을 따라가지 못한다.

결국 몸 관리는 여성 호르몬이 왕성하게 분비되는 가임기 시절에 해야 한다. 게을러진다는 것은 그만큼 활동량이 적어진다는 것을 의미하며 활동량이 적어지면 체온이 내려간다. 체온이 내려가면 더 많은 지방이 축적되는데 이는 복부의 소장 체온을 보호하려는 신체의 항상성 원리 때문이다. 그러면 변비를 비롯해 요실금, 관절 등 혈액순환 장애가 발생한다.

한편 폐경이 시작되면 칼슘이 뼈에서 이탈하는데 이러한 질환을 골다공증이라고 한다. 이에 따라 요즘 칼슘제를 보충하는 여성들을 심심찮게 볼 수 있다. 그런데 아이러니하게도 골다공증 환자는 갈수록 더 늘어나고 있다. 그 이유는 뭘까?

칼슘이 인체 내에서 실제로 흡수되는 비율은 그리 높지 않다. 사실 칼슘이나 고칼슘이라고 표기된 식품은 아예 섭취하지 않는 것이 좋다. 흡수되지 않은 칼슘이 혈관에서 지방과 결합해 혈전을 만들거나 콜레스테롤과 뭉쳐 담석, 요로결석, 맹장염 등을 일으킬 수 있기 때문이다. 만약 칼슘제를 섭취할 생각이라면 칼슘 단일 품목보다 마그네슘과 아연이 함께 들어 있는 것을 선택하는 것이 바람직하다.

또한 단순히 칼슘제만 섭취하는 것보다 섭취와 함께 운동을 해야 한다. 특히 비타민 D는 칼슘 흡수에 절대적으로 필요하며 이는 태양의 자외선으로부터 얻어진다.

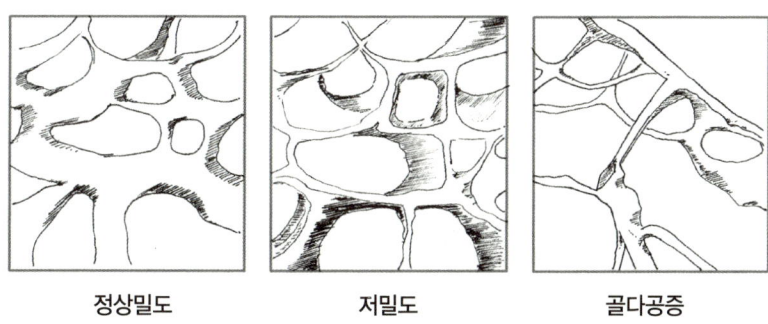

정상밀도 **저밀도** **골다공증**

▶ 정상인의 골밀도이다. 뼈의 완충작용으로 충격을 흡수할 수 있으며 정상체온이므로 백혈구, 혈액, 세포를 만드는 데 아주 좋은 여건이다.

▶ 골다공증으로 가기 전 골소공증 현상이다. 뼈의 저체온 증상이므로 과일과 야채, 곡류를 꾸준히 섭취해야 한다.

▶ 뼈에 큰 구멍이 뚫려 있다. 가볍게 껴안아도 부러지기 쉬우며 넘어지면 골절상을 입을 수 있는 위험한 상태이다.

[그림186] 저체온으로 인한 골다공증의 진행과정

칼슘은 인체 내에서 정신 안정을 위해 사용되는데, 폐경으로 칼슘이 이탈하면 정신 건강에 영향을 미쳐 우울증이 발생한다. 특히 폐경기 여성은 여성으로서 모든 기능을 상실했다는 느낌에 자신감이나 의욕을 상실하고 만다. 자신을 위해 투자할 시간도 없이 가정과 남편, 자식을 뒷바라지하느라 젊은 시절을 보내고 나서 이내 초라해진 자신을 돌아보며 존재 가치에 대한 허무함을 느끼는 것이다.

그러므로 폐경기에 이르기 전에 자신이 좋아하는 취미 생활을 하나쯤 시작하고 폭넓은 대인관계를 맺는 것이 좋다. 폐경기 이후부터 내 인생이 새롭게 시작된다는 긍정적인 사고방식과 못 다한 일에 도전하며 인생을 즐겨야 하는 것이다.

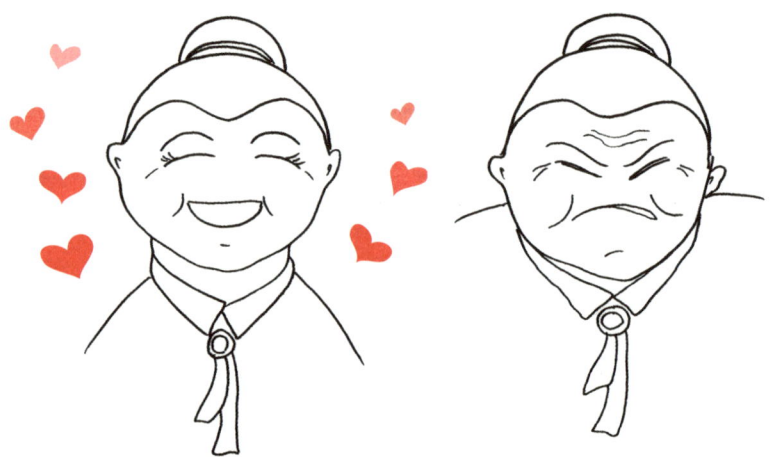

➡ 항상 밝은 표정과 긍정적인 사고로 사물을 판단해야 한다. 정상체온의 사람은 얼굴에 웃음이 넘쳐나며 타인을 행복하게 해준다.

➡ 얼굴에 항상 불만과 근심, 걱정, 분노가 가득한 사람은 모든 일에 부정적이고 타인에게 부담을 안긴다. 이러한 사람은 마음이 불안해 보이며 저체온이 나타난다.

[그림187] 밝은 마음을 갖는 것이 최고의 건강법이다.
(밝은 마음 → 체온건강 → 면역력강화)

15) 기타 질환

인체가 저체온을 방어하는 시스템에는 두 가지가 있다. 하나는 몸살이고 다른 하나는 감기이다. 둘 다 몸의 열을 올려 정상 체온을 유지하려는 항상성의 원리로 작용한다. 평생 감기 한 번 걸리지 않는 사람이 있는가 하면, 1년 내내 감기를 달고 다니는 사람도 있다. 이는 저체온으로 인한 면역 저하가 원인이다.

① 몸살

몸살은 몸에 있는 쓰레기를 치우는 대청소 작업으로 인체가 저체온으로 진행될 때 나타나는 증상이다. 저체온이 되면 인체는 신진대사가 어려워져 독소가 쌓인다. 쌓인 독소를 열을 발생시켜 배출하려 하는데 몸을 계속 움직이면 에너지가 사용되고 난 후 활성산소인 쓰레기가 만들어지므로 아예 온몸이 정지 상태가 되는 것이다.

이때 따라오는 것이 바로 통증이다. 대표적으로 두통과 근육통이 생긴다. 이는 독소를 빼려는 몸의 항상성이다. 독을 빼내는 기관으로는 간(해독), 신장(소변), 직장(대변), 피부(땀), 폐(호흡), 그리고 수면(안정)과 면역(식균)이다.

예로부터 우리 조상은 몸살이 나면 아랫목에 불을 지펴 뜨겁게 달구고 누워 있게 했다. 그리고 다른 음식은 피하고 소화가 잘되는 죽을 만들어 조금만 먹게 했다. 몸살이 나면 입맛이 없어지는데, 이는 소화력이 떨어졌다는 것을 의미한다. 이때 몸은 저장해 둔 영양소를 꺼내 활용한다. 아궁이에 불을 지피는 것에는 몸을 뜨겁게 해서 면역력을 증강시키려는 뜻이 담겨 있다. 현대인도 몸살이 나면 으스스 춥고 식은땀이 나서 사우나 찜질방에 가서 체온을 높인다.

몸살을 앓지 않으려면 평소에 정상체온과 좋은 컨디션을 유지하기 위해 몸을 철저히 관리해야 한다.

② 감기

감기는 저체온으로 인해 발생하는 바이러스의 침투와 이를 막으려는 면역구의 한판 대결이 만들어낸 반응이다. 감기 바이러스가 몸에 침투하면 B-임파구는 항체를 통해 기억을 해놓는다. 그리고 이 바이러스의 싸움을 일일이 기억했다가 다음에 같은 바이러스가 다시 침투하면 B-임파구가 백혈구에게 기억된 정보를 건네주고 싸움에서의 승리 방법을 알려주어 쉽게 물리친다.

그런데 바이러스의 종류가 많고 해마다 바뀌기 때문에 백혈구는 늘 새로운 바이러스와 전쟁을 치르게 된다. 평소에 면역력이 좋은 사람은 쉽게 물리칠 수 있지만 면역력이 약한 사람은 1년에 몇 번씩 감기에 걸리게 된다.

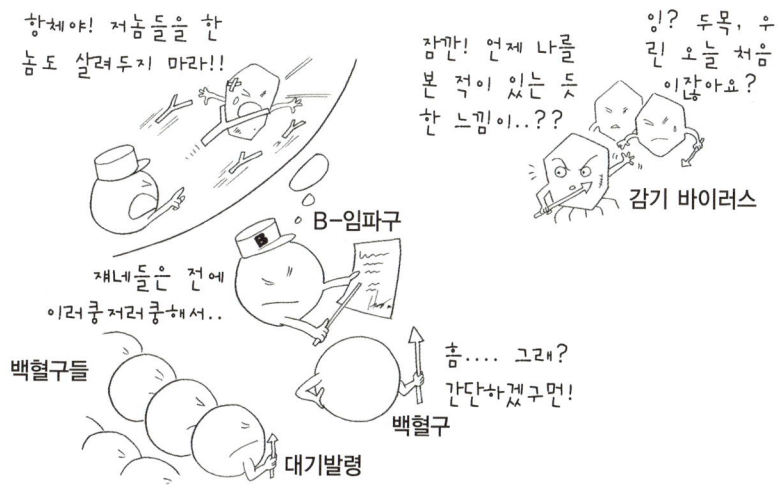

[그림188] 면역체계와 바이러스

감기에 걸리면 증세가 다양하게 나타난다. 재채기, 코 막힘, 콧물, 두통, 근육통, 기침, 발열 등 여러 가지 증상을 보이는 것이다. 이 모든 증상은 면역이 모여 있는 곳에서 나타난다. 물론 감기는 몸살보다 덜하지만 자연치유 방법은 같다.

어떤 사람은 감기에 걸리면 몸의 면역력을 신뢰하지 않고 병원에 가서 항생제를 맞는다. 그것은 대단히 큰 실수를 하는 것이다. 이를 나라에 비유하면 스파이를 잡기 위해 자국의 경찰을 믿지 않고 외국에서 정예부대를 빌려오는 것과 같다. 다음에 똑같은 일이 반복되면 자국의 경찰은 외국의 정예부대가 또 올 거라는 기대를 하기 때문에 스파이를 보고도 잡으려 하지 않는다.

마찬가지로 감기에 걸리면 무조건 병원부터 찾아가는 습관을 고쳐야 한다. 온몸을 뜨겁게 해 열을 올리고 따뜻한 물을 충분히 마시면서 쉬면 몸은 자연치유력을 발휘한다.

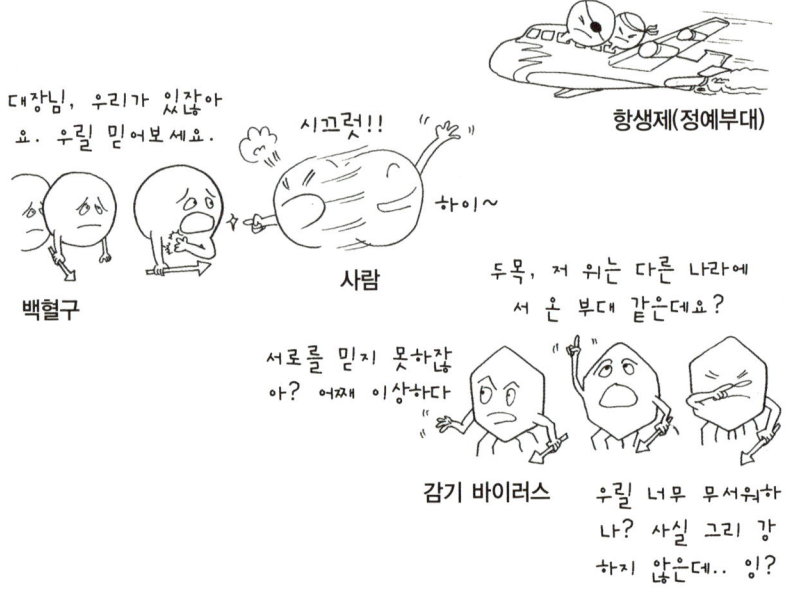

[그림189] 항생제는 면역력을 저하시킨다.

③ 시력 저하

나이가 들면 찾아오는 시력 감퇴와 책이나 컴퓨터를 오래 사용해 찾아오는 시력 저하는 약간 차이가 있지만, 모두 눈을 보호하는 평소의 관리가 소홀해 찾아오는 저체온 증상이다. 평소에 안구 운동을 해주고 관리를 잘 해주면 상황이 악화되지는 않는다.

요즘 들어 크게 늘어나는 백내장, 녹내장, 안구 건조증 등은 모두 눈으로 들어가는 혈관의 저체온으로 발생하는 질환이다. 또한 저체온으로 인해 시신경이 문제가 되기도 한다. 특히 앞의 질환보다 시신경 문제는 시력 상실이라는 심각한 결과를 가져오기도 한다.

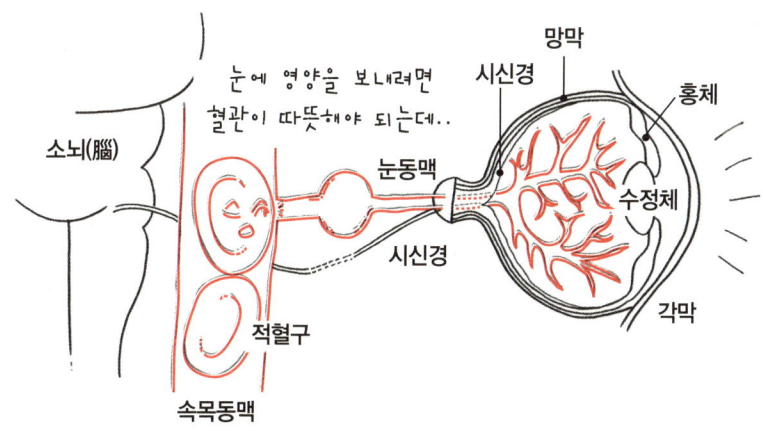

[그림190] 저체온으로 인한 시력저하

특히 눈을 자주 사용하는 사람은 눈 관리를 위해 각별한 노력이 필요하다. 눈을 보호하기 위한 방법에는 여러 가지가 있다.

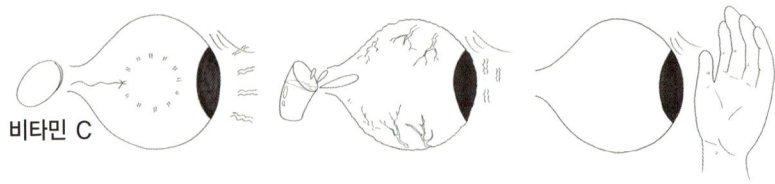

비타민 C

➡ 눈은 우리 몸에서 비타민 C 를 가장 많이 소모시키는 기관 이다. 특히 비타민 A가 눈에 좋 다. 평소 비타민제와 야채, 과일 을 충분히 보충하는 것이 바람 직하다.

➡ 안구 건조증을 막으려면 따뜻한 물을 마셔야 한다.

➡ 눈의 피로를 풀기 위해 양 손바닥을 비벼 마찰을 일으킨 다음 두 눈을 살짝 비벼 마사지 를 한다.

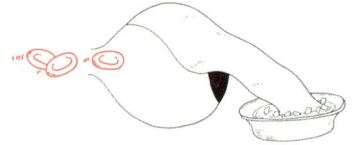
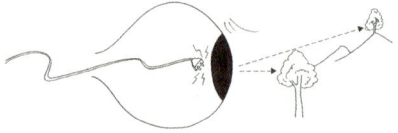

➡ 장시간 눈을 사용했을 경우 얼음물에 적 신 수건을 눈에 대고 마사지를 해준다. 그 러면 뜨거운 혈액이 안구로 모여 눈의 피로 를 풀어준다.

➡ 1시간 눈을 사용했다면 최소 10분간 멀리 바 라보며 눈의 원거리를 확보해야 한다. 그래야 눈의 수명이 오래 간다.

[그림191] 시력회복을 위한 방법들

PART 3 저체온으로 인한 여러가지 질병

Part 4

저체온을 치유하는 방법
...

1) 영양으로 저체온 극복하기
2) 저체온을 극복하는 일반적인 방법

Part 4
저체온을 치유하는 방법

몸이 차가워진다는 것은 정상적인 신진대사가 이뤄지지 않고 있다는 것을 의미한다. 생물체는 생존을 위해 끊임없이 화학반응을 일으키는데 이를 위해서는 충분한 원료가 필요하며, 그 원료로 ATP라는 화학적 열에너지를 만들어낸다. 이러한 과정에 하나라도 문제가 발생하면 생물체는 서서히 식어간다. 이러한 폐해를 막기 위해 현재 저체온을 극복하기 위한 여러 가지 방법이 속속 등장하고 있다. 특히 기술의 발달로 체계적인 운영 시스템을 구비해 서비스를 제공하는 업체도 늘고 있다. 이러한 방법을 잘 활용한다면 많은 질병을 이겨낼 수 있을 것이다.

1) 영양으로 저체온 극복하기

현대인이 매일 건강한 생활을 영위하려면 대략 50가지의 영양소가 필요하다. 그런데 현재 우리의 땅은 우리가 필요로 하는 영양소를 과거보다 현저히 부족하게 공급하고 있다. 산업화로 인해 여러 가지 화학 쓰레기가 땅을 오염시켰기 때문이다. 이제는 물도 맘 놓고 마실 수 없는 시대가 아니던가.

옛말처럼 밥이 보약이라는 말도 하나의 속설이 되어가고 있는 실정이다. 이 땅에서 자라나는 야채에 우리가 필요로 하는 영양소가 충분히 들어 있지 않아 아무리 먹어도 영양이 부족하기 때문이다. 따라서 우리는 부족한 영양소를 보충하기 위해 별도로 영양제를 섭취할 수밖에 없다. 이것이 그나마 건강한 삶을 살아가기 위해 우리가 할 수 있는 노력이다.

저체온의 원인 중 하나는 영양소 섭취 부족에 있다. 만약 저체온 상태에서 영양소의 필요성을 간과하고 있다면, 다시 한 번 영양소의 중요성을 인식해 주었으면 한다.

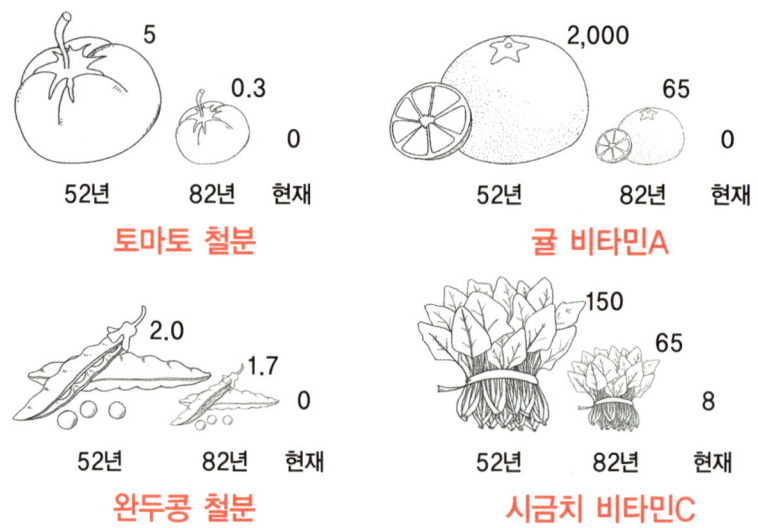

[그림192] 식품의 영양상태[일본과학청 연도별 식품성분 분석조사(단위:mg/100g)]

 자연에서 얻은 식품은 영양소가 알맞게 골고루 들어가 있어 인체의 활력소(정상체온)를 만들어주는 중요한 매개체 역할을 한다. 어느 식품에 어떤 영양소의 많고 적음에 상관없이 일단 우리 몸에 들어오면 가장 알맞게 사용된다. 그러므로 일반 식생활에서 음식은 자연 그대로 섭취하는 것이 가장 좋다.

 물론 어떤 영양소의 결핍으로 질병이 발생했다면 특정 영양소를 섭취해 보충해야 한다. 만약 아연이 부족해 전립선에 문제가 생겼다면 이는 단순히 아연 한 가지의 문제로 발생한 것이 아니다. 아연은 비타민 B6가 부족하면 정상적인 기능을 할 수 없다. 또한 마그네슘의 비율도 함께 맞춰줘야 한다. 이처럼 모든 영양소는 서로 상호 보완하며 효력을 발휘하게 되어 있다.

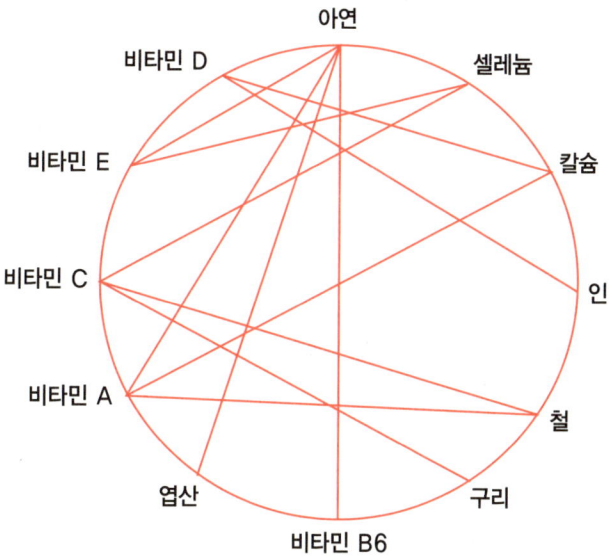

[그림193] 영양소들의 상호보완작용

자연에서 얻는 모든 식물 영양소는 그 식물에 따라 최상의 영양이 골고루 분포되어 있다. 수많은 영양소 중에서 어느 하나의 영양이 빠지면 단순히 하나의 영양소가 빠진 것에서 그치는 것이 아니라 균형이 무너진다. 따라서 영양 부족으로 질병이 발생하면 그것을 별도로 채워줘야 체온을 유지할 수 있다.

우리가 지켜야 할 체온은 37℃이다. 이 수치는 건강과 질병의 임계선(臨界線)이다. 누구나 하루 세 끼의 식사를 하고 있지만 똑같이 먹을지라도 누구는 건강한 식사를 하고 누구는 질병의 식사를 한다. 이는 식사의 영양 균형에 따라 결정된다.

사실 오늘날 우리가 섭취하는 음식물에는 영양이 골고루 들어 있지 않다. 대부분 한쪽으로 치우쳐 있는 것이다. 여기에 소비자의 입맛이 까다로워지면서 재배지에서 인위적인 방법을 사용해 소비자의 구미에 맞추기 위해 발향제나 식품첨가물을 사용한다. 그뿐 아니라 지구의 온난화로 증가하는 수많은 병충해를 방지하기 위해 과다하게 사용하는 농약 성분, 살충제 등이 영양의 불균형을 초래하고 있다. 그 결과로 나타난 것이 바로 저체온이다.

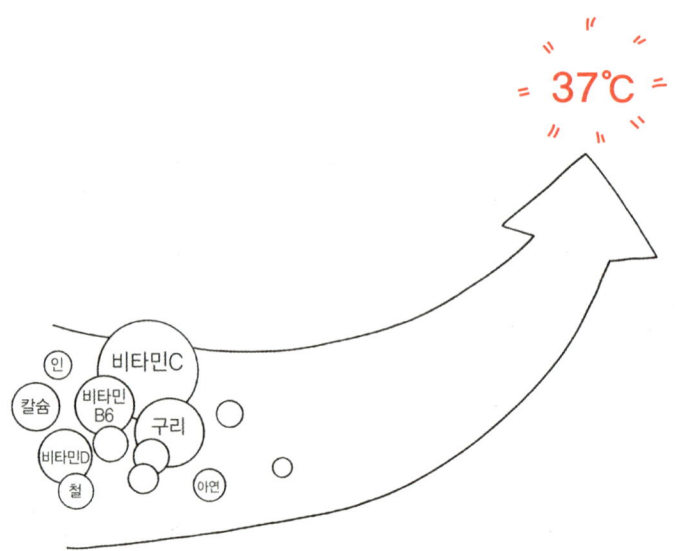

[그림194] 올바른 영양섭취는 건강체온을 유지시켜준다.

알맞은 영양 섭취는 정상체온 유지에 필수 조건이다. 그러나 정상적인 영양 섭취를 해도 저체온 상태라면 흡수가 어려워진다. 이때 흡수에 용이한 기능성 영양제를 섭취하고 나서 균형 있는 영양식을 하면 저체온이 되지 않는다.

2) 저체온을 극복하는 일반적인 방법

우리가 일상생활 속에서 활용하는 체온을 유지하는 방법 중 잘못하면 역효과를 내는 것도 있다. 예를 들어 하루 종일 걸어서 발이 피곤할 경우에는 보통 따뜻한 물에 발을 담그지만 사실은 시원한 물로 마사지를 해줘야 한다. 그래야 발의 피로를 풀 수 있다. 몸살에 걸려 몸이 불덩이처럼 뜨거울 경우에는 찬 물을 마시면 안 된다. 이 경우에는 오히려 따뜻한 물을 마셔야 한다. 뜨거운 물에 피부가 데일 경우 빨리 차가운 물로 응급처치를 하는 것이 바른 자세다. 이는 피부가 온도를 감당할 수 없어 손상이 발생할 수 있기 때문에 차가운 물로 열을 식히고 상처를 최소화하기 위해서이다. 이처럼 열과 냉을 올바르게 조절하면 가벼운 질병의 증상을 완화시킬 수 있다.

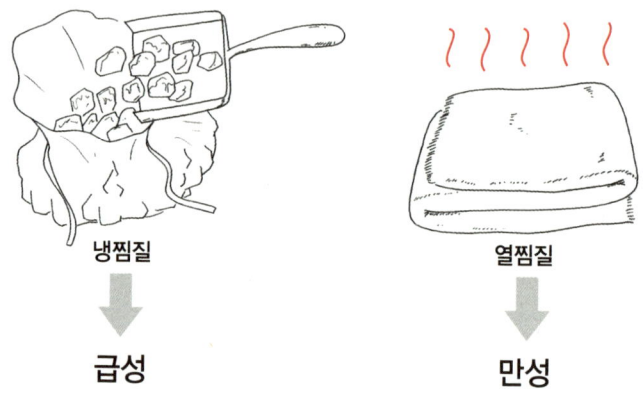

냉찜질 → 급성

열찜질 → 만성

🚩 급성일 경우 혈액이 한곳으로 모여 염증이 확산되거나 통증이 있을 경우 얼음찜질 및 냉한 방법으로 진정시켜야 한다.

🚩 만성일 경우 혈액순환 장애가 있을 수 있으므로 뜨거운 찜질을 한다. 이는 백혈구의 증식과 혈액 순환을 도와 염증 제거는 물론 영양 공급으로 통증을 완화시키기 위해서이다.

[그림195]

    정상체온인 사람은 릴렉스(Relax) 상태에 있기 때문에 하루 종일 활기차고 생동감이 넘친다. 하지만 저체온인 사람은 매우 긴장하거나 불안해 보이는 텐션(Tension) 상태에 있다. 만약 하루 종일 기운이 없거나 축 처져 있다면 이는 그날의 저체온 때문이라고 할 수 있다. 저체온에서 정상체온으로 갈 때는 휴식이 필요하므로 몸에서 안정을 요구해 기운이 없는 것처럼 보이지만, 이것은 저체온 현상이 아니다. 저녁에 졸음이 쏟아지는 것은 다음날 건강한 생활을 위한 신체적 요구이다. 밤을 지새우면 과로로 몸에서 열이 발생하는데, 이는 몸에서 산(酸)이 발생했기 때문이다. 이 경우 인체 내부는 저체온이 되지만 외부에서는 열이 발생한다. 릴렉스와 텐션을 혼동하면 안 된다.

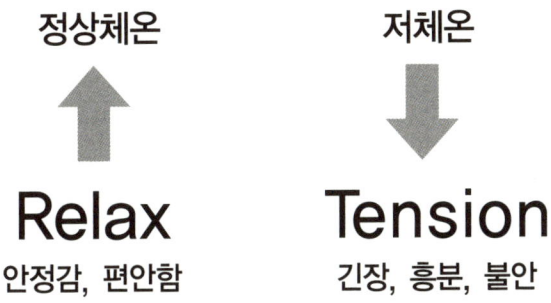

[그림196]

글을 마치며

　모든 일은 마음먹기에 달려 있다는 말처럼 건강 역시 마음이 지배한다. 그러므로 건강관리는 지금 내 마음이 냉한지 아니면 따뜻한지 확인하는 것부터 시작해야 한다. 저체온의 마음이라면 당신은 지금 의기소침하고 자신이 없을 것이다.

　"오늘은 잘할 수 있을까?"라거나 "넌 왜 이 모양이니?"라고 자신에게 툭 던지는 질책은 마음을 더욱 저체온으로 향하게 만든다. 반면 "넌 특별한 사람이야, 난 널 믿어!"라고 하거나 "오늘도 어제처럼 세상을 향해 힘껏 웃어보자" 같은 긍정적인 말은 심장을 고동치게 하고 눈동자를 맑게 해준다. 마음이 육체를 지배하기 때문이다.

　실제로 세상은 따뜻한 사람에 의해 움직이고 있다. 아무리 세상살이가 힘들어도 가끔 마음이 따뜻한 사람들의 훈훈한 이야기를 들으면 감동이 밀려오고 아직도 세상은 살아볼 만하다는 생각이 든다.

달(月)이 빛을 내는 것은 태양이 있기 때문인 것처럼 내 마음이 저체온이라 따뜻함이 필요하다면 마음이 따뜻한 사람과 손을 잡고 함께 일어서야 한다. 감동은 저체온을 일으켜 세우는 원동력이다. 아주 작은 감동도 내가 왜 이 세상을 살아가야 하는지에 대해 충분한 이유가 된다. 그렇기 때문에 감동의 선물을 주고받는 것이 좋다.

혹시 몸에 암이 있다면 암을 따뜻하게 보호하라. 그러면 감동을 받아 암이 사라질 것이다. 차가운 곳에서 암이 생겼다면 당신이 차가운 사람이기 때문이다. 당신이 변화하지 않으면서 암이 변화하기를 바란다면 이는 모순이다. 먼저 당신이 변화하라. 그것도 뜨겁게 변화하라. 그러면 암도 뜨거워지고 그것이 곧 감동으로 작용해 몸에서 사라질 것이다.

이제 결심을 하고 일어서라. 마음의 청결함을 위해 내 몸에 자리 잡고 있는 저체온의 모든 원인을 쓸어버려야 한다. 온갖 부정적인 생각을 쓸어내고 저체온의 원인도 미련 없이 내다버려야 한다. 혹시 마음이 아프고 미련이 남아 있더라도 과감히 쓸어내야 한다.

마음이 따뜻해지면 더 큰 것을 얻을 수 있다. 마음이 따뜻한 사람은 세상을 아름답게 볼 줄 알고 모든 것을 소중하게 여긴다. 모든 것이 사랑스럽고 존귀해 보이기 때문이다.

이 모든 노력은 스스로 해야 하며 자신이 강한 동기를 부여해야 한다. 먼저 거울 앞에 서서 당신을 보고 활짝 웃어 보라. 그러면 거울의 당신도 당신을 보고 활짝 웃을 것이다. 웃음을 받고 싶다면 먼저 웃어야 한다. 얼굴의 차가움을 먼저 버려야 따뜻한 미소가 되돌아오는 법이다.

헤럴드경제

[Books]비만에 시달리는 '위기의 아이들'
'내 아이에게…' / 황금가지

아이들이 저체온증에 시달리고 있다. 일본의 한 유치원 조사에 따르면, 아침 9시에 체온이 36도에 이르지 못하는 아동이 14%나 됐다. 인간은 수면시 저체온이었다가 기상 후 체온이 올라가기 시작한다. 늦은 취침으로 생체리듬이 3시간 뒤로 맞춰진 아이들은 저체온 상태로 유치원에 온다. 당연히 수면상태처럼 정신이 멍하다. 이런 아이들은 밤에 고체온으로 쉽게 잠들지 못한다.

`내 아이에게 무슨 일이 일어나고 있는가`(황금가지, 다카이 히로오미,1만2000원)은 아이들이 겪고 있는 소아비만, TV중독, 자폐증, 인스턴트 식품 중독문제를 고발한 책이다. 아이들의 저체온증은 부모가 늦게 귀가하기 때문이다. 실제로 밤 10시 이후 잠드는 비율이 3세 유아는 52%, 4세는 39%였다. 이는 1980년 조사결과보다 3배 많은 수치다.

오스트레일리아에선 10시 이후 잠드는 3세 유아가 4%밖에 안된다고 한다. 예전과 달리 부모·자식 간 생활의 경계가 모호해지면서 아이들의 건강이 위협받고 있다. 맞벌이 부부 증가로 혼자 밥먹는 아이들이 늘고 있는 것도 문제다. 일본 조사에서 하루 중 급식이 가장 즐거운 식사라고 답한 아이가 60%나 된다. 대충 아침을 때우고 저녁 5시쯤 식사를 한 뒤 밤 8시 귀가하는 부모와 저녁을 한번 더 먹는 아이들도 늘고 있다. 영양불균형으로 아이들은 아토피 등 각종 질환에 노출돼있다.

한국경제신문

"희귀병 탓에 체온이 겨우 30도"...영국판 '아이스 맨'

한 여름 무더위 속에서도 털모자와 장갑,목도리,두꺼운 내복, 겨울용 코트를 입고 다녀야 하다면 어떨까.상식적으로는 '죽을 맛'일 게 분명하다.하지만 '세계에서 가장 차가운 아이'에게는 필수불가결한 조건이다.

최근 영국 피플지의 보도에 따르면 올해 14살의 영국 소년 벤 브라운의 체온은 겨우 30도 안팎이다. 벤은 수 년째 어딜 가든 따뜻한 음료와 함께하며 미리 데워둔 장갑을 낀다. 7살 때부터 이상 체온증세를 보여왔기 때문이다.

9살 되던 해,그는 의사로부터 희귀병 '시상하부 신드롬(hypothalamus syndrome)'이라는 진단결과를 받았다.뇌하수체 부근의 신경에 이상이 온 것. 시상하부는 체온과 허기 등을 조절하는 뇌의 일부분이다.

벤의 체온은 아침에 일어났을 때는 34도, 낮에는 30도로 내려간다. 추운 날에는 29도까지 내려가기도 한다. 일반인의 체온이 이 정도라면 살아있기조차 힘들 정도다. 저체온증으로 인한 혼수상태로 자칫 숨질 수도 있다.

그러나 벤은 낙천적이다. 피플지와의 인터뷰에서도 "사실 무척 힘들고 어딜 가든 조심해야 하지만, 기운을 잃을 필요는 없다"며 "낙심하지 않고 언제나 웃으려 한다"고 말했다.

벤은 또 "친구들도 날 부러워하며 한 번쯤은 이 증세를 경험하고 싶어한다. 단, 딱 한번만"이라고 덧붙였다. 가족들은 벤의 체온이 급격히 떨어질 때는 눈동자가 외계인처럼 커지며, 몸짓이 느려지고 부정확한 발음으로 말을 하다가 정신을 잃는다고 전했다. 지난 5월에는 증세가 악화돼 응급구조를 받기도 했다. 이 때문에 벤의 체온이 내려가면 가족들은 재빨리 그를 뜨거운 물이 채워진 욕조로 옮겨 체온을 올린다.

이 희귀한 질병은 벤의 신체적 성장에도 영향을 미쳤다. 8살 때 이미 변성기에 들어갔고 키는 더 이상 자라지 않았다. 왕립 맨체스터 병원 소아과의 의사는 "이런 질병은 아주 희귀한 것으로, 뇌장애로 인해 신체기관에 성장장애를 받는 경우는 있지만 벤 같은 경우는 본 적이 없다"고 설명했다.

이러한 신체조건 탓에 벤은 학교에 가지 못한다. 하지만 꿈을 잃지 않고 있다. 학교에도 가고 많은 친구들과 어울리며 좋은 집에서 부인과 행복하게 살고싶다는 희망을 밝혔다.

벤은 "가족들이 가끔 열대지방으로 이사를 가야 하는 게 아니냐고 농담을 건넨다"며 "하지만 그렇게 되면 난 영국과 내 친구들을 그리워하게 될 것"이라고 말했다.

가족들은 벤을 위해 돈을 모으고 있다. 벤의 건강관리에 필요한 특수장비들을 마련하기 위해서다. 또 미국의 저명한 의사들을 찾아가 진료를 받을 계획이다.

벤은 주위의 걱정에도 아랑곳하지 않고 낙천적이다. 그는 인터뷰 말미에 "모든 사람들에게는 저마다의 고민이 있고 내 병도 마찬가지"라며 "물론 괴롭지만, 난 남들과 다르다고 생각하게 된다. 그럴 때면 난 '슈퍼스타'가 된 기분"이라고 전했다.

◆ 일반건강서적 참고문헌

송숙자 저, 뉴스타트 식이요법, 시조사, 1996
최혜선, 조종술 공저, 건강메시지 호전반응편, 광명당출판사, 2009
문창길 저, 문화병의 정보과 음식물, 시조사, 1999
윤승일 저, 몸을 살리는 의학 몸을 죽이는 의학, 북라인, 1999
이시하라 유우미 저, 김은진 역, 암도 생활습관병도 몸을 따뜻하게 하면 낫는다, 황금부엉이, 2009
이시하라 유우미저, 김희웅 역, 냉기를 제거하는 건강혁명, 앙문, 2009
김종수 저, 따뜻하면 살고 차가우면 죽는다, 중앙생활사, 2009
다음을 지키는 엄마모임 저, 차라리 아이를 굶겨라, 시공사, 2003
이승형 저, 생명의 원소 미네랄, 두루원, 2004
황성수 저, 곰탕이 건강을 말아먹는다, 동도원 2006
일본 NHK 저, 리더스 편저, 증상으로 알 수 있는 신체의 이상, 리더스동아출판사, 1995
호시 게이코 저, 민병일 역, 스트레스와 면역, 전파과학사, 2000
김종배 저, 신비한 인체 창조섭리, 국민일보사, 1995
J.D.래트클리프 저, 리더스 편저, 당신의 몸 얼마나 아십니까?, 리더스두산동아, 1997
아보도오루 저, 김기현 역, 체온 면역력, 중앙생활사, 2009
잉에호프만, 아놀드힐거스 저, 남문희 역, 음식의 반란, 북라인, 2003
조병일 저, 유전인자 치료법, 교문사, 1995

◆ 전문건강서적 참고문헌

대한임상의학연구소 저, 인체의 구조와 기능, 의학문화사, 1997
Steven, Low 저, 김원식 외 24인 역, 인체조직학, 정문각, 2003
정인혁 저, 사람해부학, 아카데미서적, 2005
신문균, 이한기 저, 그림으로 보는 생리학, 현문사, 1997
김덕훈 외 7인 공편역, 인체해부학, 정문각, 2002
James E. Anderson 저, 한갑수 역, 그란트해부학도해, 고문사, 1990
DAVID SHIER외 2인 저, 이원택 외 5인 역, 인체해부생리학, 정답, 2005
Sieg & Adams 저, 정진우, 손영하 역, 그림으로 보는 근골격 해부학, 대학서림, 1993
민경옥 저, 온열 및 수치료, 대학서림, 1993

◆ 주요 검색포털사이트

네이버 / 구글 / 다음